DONNA OGGI

Elisabetta Malvagna, giornalista dell'agenzia Ansa, studia da anni il tema della nascita, raccogliendo dati, ricerche e testimonianze in Italia e all'estero. Ha due figli, entrambi nati in casa.

Realizzazione: Redint Studio, Milano

Stampa: L.E.G.O., stabilimento di Lavis (TN)

www.red-edizioni.it

Elisabetta Malvagna

PARTORIRE SENZA PAURA

edizioni red!

A Benedetto, per il suo amore e sostegno,
a Sara, per avermi insegnato la gioia e l'impegno dell'essere mamma,
e al dolce Leo, per le sue irresistibili riflessioni filosofiche.

Prefazione

Ho pensato di scrivere questo libro partendo dalla convinzione che la vita abbia un valore e, dunque, vada rispettata e protetta. Non decidiamo quando nascere e non sappiamo quando moriremo. La vita e la morte sono un mistero. Uno splendido mistero. E sono strettamente legate, interconnesse, comunicanti.

Nella vita di ognuno di noi, sia che nasciamo in Occidente, in Oriente, in un paesino dell'Asia o nel centro degli Stati Uniti d'America, accadono tanti piccoli e grandi fatti che a volte non sappiamo spiegare.

L'uomo si è da sempre chiesto qual è il senso della vita e della propria esistenza. Mille le risposte, i dubbi, le certezze, le domande che nei secoli si sono accavallati, intersecati, scontrati. Ognuno può scegliere una strada da percorrere.

Anche se non possiamo scegliere come e quando nascere e morire, possiamo tuttavia scegliere come far nascere i nostri figli. Scegliere tra l'assunzione di responsabilità e la delega delle nostre responsabilità ad altri. Scegliere tra natura e medicalizzazione, tra intimità e regole standardizzate. Seguire il processo naturale che regola l'evento della nascita, oppure rinunciare ad ascoltare ciò che la natura ha perfezionato in decine di migliaia di anni.

Vivere l'esperienza unica e irripetibile del parto con fiducia. O con paura. La natura è dolce e violenta; amorevole e implacabile. Ma «non è preparata a gestire la paura immotivata e la sfiducia in se stessi»[1].

I medici e gli scienziati si adoperano per annullare il dolore, ritardare la vecchiaia, curare la malattia. E tuttavia sembrano ritenere, al pari della gente comune, che una donna incinta sia una malata: si tratta invece di un essere umano, un mammifero, che porta dentro di sé un altro essere umano. È qualcosa di molto semplice e al tempo stesso complesso. Un miracolo. E nessuno potrà mai negare la forza e la determinazione di cui è dotato ogni bambino che sta per nascere: non è ancora nato, ma sa già cosa deve fare per attraversare con le sue forze il canale che lo porterà alla luce. E d'altro canto, il corpo della madre, in assenza di interferenze esterne, è capace di fornirgli tutti gli stimoli e le informazioni necessari per compiere la sua difficile missione.

Gli ormoni dell'amore, come li ha saggiamente definiti Michel Odent[2], vale a dire l'ossitocina, l'adrenalina e le endorfine, sono un dono che la natura ci ha regalato per dare la vita con successo, senza complicazioni. Bisogna solo lasciare che il corpo li autoproduca, seguendo, senza inutili interventi, i suoi ritmi. Ritmi sempre uguali per tutte le donne, da Eva in poi. Ma sempre diversi. Perché ogni donna è un individuo a parte, un essere umano unico, con la sua storia, il suo vissuto, le sue emozioni, paure e certezze. Bisogna solo lasciare che il corpo trovi il suo percorso, anche doloroso, e attinga alle sue forze più profonde, a volte inconsapevoli e inaspettate, per avviare i meccanismi perfetti deputati alla nascita. E così non nascerà solo un bambino, ma una donna nuova, consapevole della sua forza e della sua capacità di adattarsi alle perfette regole della Natura. Perché ciò avvenga, è fondamentale promuovere una sinergia tra scienza, classe medica e opinione pubblica, in modo che la donna non rinunci a vivere in prima persona lo straordinario privilegio esistenziale del partorire.

Alcuni parlano di riappropriazione del proprio corpo, di ecologia della nascita, di lotta alla medicalizzazione selvaggia: io preferisco parlare di consapevolezza e responsabilità, di maternità come rito di iniziazione, come elemento che unisce e accomuna donne di ogni razza, cultura e ceto sociale. Come splendida occasione di crescita e di riscoperta di alcuni valori essenziali per l'individuo e per la società.

---

1. S. Arms, *Immaculate Deception. Myth, Magic & Birth*, Celestial Arts, Berkeley, 1994, p. 25. Suzanne Arms, scrittrice, fotografa e attivista, da oltre 25 anni è considerata in America una figura leader del movimento per la nascita naturale. La prima edizione di *Immaculate Deception*, pubblicata nel 1975, diede luogo a un vero e proprio movimento per cambiare l'approccio al parto e il 'New York Times' lo elesse libro dell'anno.
2. Michel Odent, ginecologo francese promotore da circa quarant'anni del parto naturale. Medico ricercatore di fama internazionale, grande pioniere nel campo innovativo della salute primale, autore di una dozzina di libri tradotti in 21 lingue. Negli anni Sessanta e Settanta, nel reparto di maternità dell'ospedale di Pithiviers, presso Parigi, Odent e la sua équipe di ostetriche hanno permesso alle donne in travaglio di seguire il loro istinto, senza uso di monitor, ossitocina, epidurali. Qui avvengono circa mille parti l'anno. La filosofia è quella della 'non interferenza': su 898 parti nel 1980, la percentuale di cesarei è stata del 5%. Come ricercatore ha fondato a Londra il Primal Health Research Center, che servendosi di una vastissima banca dati studia le conseguenze a lungo termine del periodo prenatale e della nascita in termini di socialità, aggressività e capacità di amare.

Vivere con consapevolezza un'esperienza straordinaria

Questo libro non vuole essere l'ennesimo manuale del parto perfetto. Non sono una ginecologa né un'ostetrica, ma una giornalista, mamma di due bambini, Sara e Leonardo, entrambi nati in casa. Vivendo l'esperienza più profonda nella vita di una donna, mi sono resa conto di quanto sia difficile reperire le informazioni adeguate e affrontare questo evento senza paure, con la consapevolezza dei propri bisogni e delle proprie potenzialità.

L'Italia detiene il primato dei parti cesarei tra i paesi occidentali. Come dire: le italiane non sanno partorire, hanno bisogno del bisturi per far nascere i propri figli. Questo libro vuole dimostrare il contrario, ribaltando l'idea secondo la quale il corpo della donna, perfettamente modellato da ore di jogging, Pilates e palestra e reso perfetto dalla chirurgia estetica, al momento di far nascere il proprio figlio improvvisamente e misteriosamente non funziona più. Nel libro, frutto di anni di ricerche e di studi, d'interviste a 'professionisti della nascita' e a donne che hanno partorito, ho cercato di dare alle future mamme e ai loro partner una serie di informazioni per poter scegliere insieme il 'miglior parto possibile', raccontando anche la mia esperienza.

La nascita di un bambino è un'occasione unica per crescere e scoprire chi si è veramente. Perché non sfruttarla? Perché non vivere un evento così importante in prima persona, evitando i luoghi comuni e senza delegare la scelta ad altri? Viviamo in un'epoca in cui il parto è vissuto spesso come un trauma. Molte donne sono spaventate dal dolore, considerato solo un 'nemico' da eliminare. Poche sanno che invece il dolore può guidare la mamma nel difficile e sconosciuto percorso della nascita. È uno dei concetti contenuti nelle più recenti ricerche nazionali e internazionali citate nel libro, con dati e risultati di indagini scientifiche che mettono in discussione l'effettiva necessità di molte procedure standard adottate negli ospedali e nelle cliniche.

Il libro contiene capitoli sul parto nella storia, sulla medicalizzazione della nascita, sul cesareo e sull'anestesia epidurale, considerata ormai una panacea. E ancora: il parto in casa e in acqua, il ruolo delle ostetriche, la forza della mente e l'influenza dell'ambiente che, come ormai molte ricerche dimostrano, sono fondamentali nel processo della nascita. Ho voluto fornire inoltre informazioni sulle più significative esperienze pilota realizzate in vari paesi del mondo e raccontare storie di donne che hanno partorito senza traumi, puntando non sulla paura, ma sulla fiducia nelle proprie risorse, fisiche e psichiche. Non manca una sezione dedicata alla legislazione sul parto in Italia, le raccomandazioni dell'OMS (Organizzazione Mondiale della Sanità) e la quasi del tutto sconosciuta *Carta delle partorienti* dell'Unione Europea.

Infine: qualcuno potrà argomentare che bisognerebbe avere maggiori credenziali per scrivere un libro come questo. Prendo in prestito le parole di Henci Groer, nota conferenziera internazionale e autrice di libri pluripremiati come *The Thinking Woman's Guide to a Better Birth* (Guida a un parto migliore per la donna che pensa), in cui nel 1999 ha messo in dubbio i principali miti della ginecologia semplicemente riportando i risultati della ricerca. La Groer racconta la storia di Penny Simkin, famosa educatrice e scrittrice chiamata in causa da un anestesista arrabbiato per un suo opuscolo sui potenziali rischi dell'epidurale. Lui chiese: «Quali sono le sue credenziali?», «So leggere», rispose lei con grande calma. E io aggiungo: come tante donne anch'io mi sono trovata di fronte un universo complesso e sconosciuto e ho vissuto intensamente il mio percorso di madre, culminato poi in due parti in casa, di cui uno in acqua. Essendo oltretutto una 'primipara attempata', secondo la brillante definizione usata dalla medicina corrente.

Guardo la mia bambina. La immagino mentre è ancora nella pancia, mentre nuota nel caldo liquido che l'avvolge, mentre si muove inconsapevole prendendo le posizioni più comode, sgambettando e ribaltandosi in quel mare tiepido che la coccola proteggendola e attutendo ogni rumore, ogni sbalzo, ogni evento esterno al suo piccolo mondo.

La vedo ancora ciucciarsi il dito per consolarsi, ribellarsi alle posizioni che assumevo senza il suo consenso, adagiarsi sul fondo stanca della giornata, dormire e sognare in un'irreale dimensione temporale.

Poi la immagino mentre sta per nascere. Ha deciso di venir fuori. È stanca di restare lì dentro, c'è poca luce, poco spazio. «Voglio vedere cosa c'è dall'altra parte», pensa, mentre tutto il mio corpo, le mie cellule, i miei ormoni, i miei muscoli, i miei tessuti, si preparano ad affrontare l'impegno più grande, più misterioso e antico della natura: far nascere una nuova creatura.

Il suo piccolo corpo comincia a fluttuare sempre più, mosso da onde intense e regolari, le contrazioni, che ancora arrivano lente, dandole il tempo di adattarsi, di prepararsi. È già in posizione, con la testina rivolta in basso, le piccole braccia protese verso un'uscita che lei non sa dove la condurrà. Ma è fiduciosa, segue il suo istinto, sente che è arrivato il momento di dire addio a quella dolce cuccia in cui è stata cullata per nove mesi, dove si è nutrita e divertita. Le dispiace traslocare, ma forse la nuova casa sarà più comoda. Prepara i suoi bagagli, concentra tutto il suo corpicino e aspetta la mareggiata che la farà approdare, sana, salva e felice, sulla meravigliosa spiaggia della vita. Ma la sua non è un'attesa passiva. Le contrazioni la guidano come un radar nella notte. E lei le segue, istintivamente, all'unisono con il corpo che la contiene, il mio.

Il dolore, quel 'dannato' dolore che la medicina cerca ormai di cancellare sistematicamente dall'esperienza del parto e che spaventa molte future mamme, è invece necessario. A molti potrà sembrare inconcepibile, ma il dolore del travaglio è una guida che la natura ci dà per percorrere la faticosa strada che porta alla nascita. Il dolore dice alla futura mamma come cooperare con il suo corpo, le fornisce tutti i segnali necessari a capire cosa sta succedendo a lei e al suo bambino.

Grantly Dick-Read, ginecologo inglese e padre fondatore del movimento a favore del parto naturale[1], negli anni Venti insegnava che l'ignoranza produce paura, la paura provoca tensione, la tensione crea dolore. Un concetto confermato da una recente ricerca, secondo la quale la paura di soffrire scatena un meccanismo ansioso che fa sentire ancora più intensamente il dolore stesso[2]. Una sorta di effetto placebo al contrario, per cui più si teme il dolore fisico, più questo viene avvertito.

Sui complessi e misteriosi meccanismi del dolore esiste una vasta letteratura, di cui parleremo più avanti. Vorrei però subito sottolineare che, mentre alcuni ricercatori stanno sperimentando farmaci che permettono di controllare il dolore, parallelamente si fanno strada terapie alternative basate sulla psicoterapia e sul controllo della mente. L'uomo ha dentro di sé la risposta al dolore. «Non esiste specie animale, per quanto primitivo sia il suo sistema nervoso, che non sia dotata di un sistema di segnalazione degli eventi nocivi, e di conseguenza di un meccanismo riflesso di fuga; e non esistono quasi specie animali in cui non sia presente un meccanismo di compensazione del dolore, una capacità di automedicazione che passa attraverso la produzione degli oppioidi endogeni, molecole che esercitano un'azione analgesica naturale.»[3]

Di recente Catherine Rougeot dell'Institut Pasteur di Parigi ha scoperto l'opiorfina, un nuovo antidolorifico naturale isolato nella saliva umana, diverse volte più potente della morfina[4]. Anche una nuova ricerca americana ha comprovato che, se si teme il dolore fisico, questo viene avvertito di più[5]. È stato, infatti, dimostrato che un'attitudine psicologica positiva è più potente, dal punto di vista analgesico, di una dose di morfina. In sostanza, la mente può tenere a bada la percezione corporale: dipende dalle capacità individuali. È quindi possibile combattere il dolore fisico non solo con i farmaci, ma, attraverso una adeguata preparazione, con la psicoterapia.

Nella complessa ricerca degli antidoti al dolore si è andati anche oltre. Secondo uno studio italiano, le opere d'arte possono ridurre le sensazioni dolorose. La sorprendente scoperta si deve ai ricercatori del Laboratorio di Neurofisiopatologia del Dolore diretti da Marina de Tommaso dell'Università di Bari[6]. In base ai risultati della ricerca, osservare immagini esteticamente belle produce una sorta di anestesia cerebrale, con un'attivazione marcata e sincrona delle regioni tempo-parieto-occipitali bilaterali, cosa che al contrario non avviene osservando immagini brutte. Un'ulteriore conferma del profondo rapporto tra corpo e mente.

Per non essere sopraffatte dal dolore durante il travaglio, è bene essere coscienti che esso è normale nella maggior parte dei casi e che è possibile non annullare, ma almeno attenuare quasi tutte le sue possibili cause. Il periodo della gravidanza serve a dare il tempo al bambino per crescere, ma anche alla madre per prepararsi al momento del distacco, che può essere doloroso non solo dal punto di vista fisico, ma anche da quello psicologico. A volte le neomamme hanno una strana e spiacevole sensazione, quella di perdere la propria individualità, il controllo del tempo e del loro corpo. Una donna che sta per divenire madre va incontro a cambiamenti fisici ed emotivi molto profondi e deve quindi attingere a tutte le proprie risorse per imparare a riconoscerli e a superarli. Partorire non significa solo separarsi dal bambino che è rimasto nella nostra pancia per nove mesi, ma anche trasformarsi da figlie a madri, lasciare una parte di noi che conosciamo bene e che abbiamo imparato, a volte anche con fatica, ad amare. Il pensiero di perdere questa parte può fare molto male. Il dolore fisico, le famose doglie del parto, sono molto legate a tutto questo. La fatica che si fa ad accettare il dolore durante il travaglio può essere correlata alla difficoltà a staccarsi da ciò che si è state fino a quel momento. È difficile da spiegare. È come se il rifiuto del dolore, e tutto quello che questo comporta, cioè il possibile prolungamento del travaglio, sia l'altra faccia di un altro rifiuto: quello di 'lasciare andare' il bambino, ovvero di crescere. A facilitare questo distacco, come scrive Verena Schmid, serve «il dialogo continuo, la simbiosi con il tuo bambino, che può rendere la separazione più fluida e il dolore meno intenso»[7].

L'accettazione o meno del dolore è anche una questione culturale. Come sottolinea Ina May Gaskin[8]: «La percezione del dolore del travaglio varia molto a seconda del paese o della cultura di origine della donna. In alcuni paesi, inclusi gli Stati Uniti, probabilmente la maggioranza delle donne si sente privata di qualcosa se non riesce ad ottenere, durante il travaglio, una qualche forma di analgesia...»

In altri paesi con lo stesso grado di benessere, come Olanda e Giappone, «la maggior parte delle donne non si aspetta alcuna analgesia per un processo fisiologico normale come il travaglio o il parto. In caso di presenza di dolore, basta non porvi troppa attenzione: è un processo della natura e pertanto non bisogna averne paura».

Che partorire faccia male, lo sappiamo tutte. E ci spaventa. Ma i dolori del parto sono 'funzionali'. Le varie fasi del travaglio sono necessarie al bambino per prepararsi ad affrontare il difficile e faticoso percorso che lo porterà fuori, nel mondo; e al nostro corpo per permettergli di condurre a buon fine il suo compito: dare la vita. Per questo il dolore è sopportabile.

E più si accetta il dolore in quanto parte integrante del processo naturale della nascita, più diminuisce il rischio di complicazioni e d'interventi chimici e chirurgici, con un indiscutibile vantaggio per mamma e bambino.

La nascita è un evento naturale, fa parte della vita, come la sessualità. Purtroppo però, si tende ad 'aspettarsi sempre il peggio', a considerare la partoriente 'vulnerabile', a non avere fiducia nella naturale capacità delle mamme e dei bambini a collaborare per portare a termine con successo il loro compito. Come sostiene Suzanne Arms: «Molti medici confondono il dolore del parto con il dolore e la sofferenza dovuti a una ferita o a una malattia»[9]. Una convinzione, frutto anche di un pregiudizio culturale, che porta a intervenire sistematicamente sul corpo della donna come se ci si trovasse di fronte a una patologia.

La cosa strana, misteriosa, è che dopo aver partorito, il ricordo di quelle fitte acute, di quei momenti insopportabili in cui si è convinte di non farcela, del sentire il proprio corpo spaccarsi dentro, quasi svanisce. Ricordi, momenti che vengono magicamente cancellati quando ci si rende conto di che cosa hanno prodotto: un dolce e minuscolo essere umano che chiede solo di essere accudito, protetto e nutrito. E da quel momento conta solo questo.

Mia piccola e dolce Sara. Ti vedo ancora mentre tendi i tuoi muscoletti per attraversare, tutta sola, il passaggio sconosciuto e buio che ti porterà fuori da me. La tua testina è stretta nella morsa dei miei muscoli, che ti stringono tanto forte da costringerti a liberartene, ad andare più avanti, a fare un passetto in più. Lavoriamo insieme, siamo una squadra perfetta. Io ho ormai accettato il dolore e superato il rifiuto della sofferenza. Le onde che prima spezzavano il mio corpo, il mio ventre, la mia schiena, ora mi accompagnano verso di te: fra poco ti conoscerò.

Provo quasi nostalgia pensando a quei momenti, perché erano solo nostri, nessuno li ha vissuti come li abbiamo vissuti noi, nessuno era fra di noi: tu dentro di me, io intorno a te, per proteggerti, guidarti, e poi accoglierti sul mio seno, tra le mie braccia.

Ricordo il momento in cui il dolore mi ha quasi vinta. Non ce la faccio più, voglio che finisca, desidero più d'ogni altra cosa una pausa per riprendere me stessa, il controllo del corpo e della mente. Ma è durato un attimo. Le carezze di Benedetto, i suoi massaggi, le sue mani che stringono le mie, e la sua presenza, discreta ma efficace, mi aiutano a superare l'ostacolo della rabbia e della rinuncia. E Valeria, l'ostetrica, con la sua tranquillità, la sua sicurezza, la sua ferma dolcezza che non dà spazio a compassione, stimola la mia grinta, la mia forza di donna capace di farcela. Tutto questo mi permette di dire nel modo migliore possibile 'sì' alla vita. A Sara. Ma anche tu, Sara, mi aiuti a lasciarti andare.

Il dolore sta diventando insopportabile. Vuoi uscire a tutti i costi, malgrado me. Ti sento. Sento di amarti, ed è un amore, un amare nuovo, inedito, sorprendente. Finora ho amato tante persone e tante cose. Mai un figlio. Guardo la mia pancia gonfia e penso a me come madre: mi sorprendo, ancora non so cosa significhi, anche se percepisco l'odore di questo sentimento. È un odore forte, caldo, che mi avvolge e che si propaga dappertutto.

Sara, ti amo più d'ogni altra cosa, ti tengo dentro da nove lunghi mesi: quante notti e quanti giorni meravigliosi in cui mi sono sentita così piena, al centro del mondo! E al tempo stesso so di essere semplicemente un mezzo, un caldo rifugio dove puoi crescere e vivere, al sicuro. Sono la protagonista assoluta di una vicenda unica ma così comune, e contemporaneamente sento che solo tu sei importante. Devo solo obbedire alle regole della vita, ai ritmi naturali della gestazione e della nascita per consentirti di crescere e nascere al meglio.

Sento paradossalmente di non contare nulla, perché ora ci sei tu, così voluta e desiderata, così legittimata a prendere tutto da me, che tutto devo dare, incondizionatamente, senza riserve.

---

1. G. Dick-Read (1890-1959), quando era studente in medicina in un ospedale londinese, si accorse che alcune donne che entravano in ospedale durante un travaglio difficile potevano essere calmate e il loro dolore alleviato grazie alle attenzioni e alla compassione delle ostetriche. Il suo primo libro, *Natural Childbirth* (Parto naturale), fu fortemente contestato dalla classe medica. Nel 1933 pubblicò *Childbirth without fear* (Parto senza paura), che divenne un bestseller internazionale e rivoluzionò il concetto del parto, influenzando medici e studiosi di tutto il mondo.

2. La ricerca è stata realizzata da Fabrizio Benedetti del Dipartimento di Neuroscienze dell'Università di Torino, pubblicata sulla rivista 'Journal of Neuroscience', 26, 15 novembre 2006, pp. 12 014-12 022.
3. A. Oliviero, *Le tempeste nel corpo*, 'Sfera', 39, marzo-aprile 1994, p. 14. Oliviero è professore di psicobiologia all'Università La Sapienza di Roma. Dirige l'Istituto di Psicobiologia e Psicofarmacologia del CNR.
4. La scoperta è stata pubblicata su 'Pnas' (Proceedings of the National Academy of Science), la rivista della statunitense National Academy of Science e, 13 novembre 2006.
5. La ricerca, pubblicata nel settembre 2005 dalla 'Pnas' è stata coordinata da stato Robert Coghill del dipartimento di neurobiologia e anatomia della Wake Forest University School of Medicine di Wiston Salem, North Carolina.
6. *Un antidoto 'estetico' contro il dolore*, 'Corriere della Sera', 12 novembre 2006, p. 49.
7. V. Schmid, *Venire al mondo e dare alla luce*, Urra, Milano, 2005, p. 108.
8. I. M. Gaskin, *La gioia del parto*, Bonomi Editore, Pavia, 2003, p. 182. Ina May Gaskin, famosa ostetrica statunitense, ha fondato negli anni Settanta il centro nascita The Farm a Summertown, Tennessee, dove tuttora vive e lavora con il marito Stephen. Il suo primo libro *Spiritual Midwifery* (Ostetricia spirituale), tradotto in diverse lingue, ha venduto oltre 600 000 copie. Nel 1994 l''American Journal of Public Health' ha pubblicato le statistiche di The Farm, sottolineando la bassa percentuale di casi patologici, di mortalità e d'interventi medici durante il parto. Su 2028 nascite dal 1971 al 2000, il 98,6% sono avvenute con parto vaginale contro l'1,4% di cesarei. Considerata la madre della moderna arte ostetrica negli Stati Uniti, è stata presidente della Midwives' Alliance of North America. Negli ultimi trent'anni ha partecipato a convegni in tutto il mondo.
9. S. Arms, *op. cit.*, p. 87.

Il parto nella storia

Le donne sanno partorire, lo hanno sempre fatto. L'uomo, fino a poco tempo fa, era escluso: assisteva passivo, il più delle volte spaventato, alla gravidanza e al parto. La nascita era una 'cosa da donne', appannaggio di madri, nonne, sorelle, levatrici e ostetriche. Un tempo le case delle partorienti si trasformavano in luoghi *off limit*: un viavai silenzioso di figure femminili, catini d'acqua calda e lenzuola. Poche parole e tanta cura per la futura madre, assistita da chi aveva già vissuto quell'esperienza, probabilmente sullo stesso letto o nella stessa casa. Il padre aspettava altrove, magari fumando o passeggiando nervosamente.

Il potere procreativo passa dalla donna al medico

Fin dall'antichità l'uomo ha osservato discretamente l'arte del nascere, traendone insegnamenti per la vita. Socrate, il grande filosofo greco, s'ispirò all'attività della madre ostetrica per trovare le radici del dialogo con i suoi allievi: la maieutica. «Conosci te stesso», questo era uno dei responsi dell'oracolo delfico che la filosofia socratica cercava di realizzare: se vuoi conoscere te stesso, affermava il filosofo, devi capire innanzitutto come sei nato. Il dialogo socratico seguiva gli stessi ritmi di un travaglio, con pause, contrazioni e momenti di rilassamento. Quest'equilibrio di ruoli tra uomo e donna è continuato per molti secoli, fino all'avvento della civiltà industriale.

Per capire l'evoluzione, o l'involuzione (ma di questo parleremo nei prossimi capitoli), del processo della nascita nel corso della storia, basta analizzare la posizione assunta dalle donne durante il travaglio e il parto. Nelle antiche civiltà la posizione prevalente era quella verticale: in piedi, in ginocchio, accovacciate o sedute. Una donna accovacciata su una sedia mentre partorisce è raffigurata in un bassorilievo nel tempio di Kom Ombo, cittadina dell'antico Egitto sulle rive del Nilo. Posizione simile a quella rappresentata su una pietra della fertilità rinvenuta in Messico e appartenente alla civiltà azteca. Un'altra donna accovacciata è disegnata su un geroglifico egiziano che esprime il verbo 'partorire'. Nell'antica Cina e in Giappone le donne partorivano inginocchiate su una stuoia di paglia. La sedia ostetrica era consigliata per i travagli che non presentavano complicazioni già all'inizio del II secolo a.C. da Sorano di Efeso[1]. Nel mondo occidentale gli sgabelli e le sedie ostetriche rimasero uno strumento indispensabile nell'attrezzatura di molte levatrici fino alla metà del XVIII secolo.

Durante il Medioevo, in Europa le levatrici restarono una presenza tranquillizzante e di supporto per le donne in travaglio: ritenevano che il loro compito fosse quello di 'essere con la partoriente'.

La Chiesa tuttavia le considerava eretiche o streghe, mandandole al rogo a causa del loro rapporto esclusivo e intimo con gli organi sessuali e riproduttivi delle donne. Nel suo libro cult *Immaculate Deception. Myth, Magic & Birth* (Immacolata frode. Mito, magia e nascita) Suzanne Arms descrive molto bene il contrasto tra la concezione della Chiesa e quella delle ostetriche in quel periodo storico: «Pagani, streghe e ostetriche consideravano la sessualità una sana, vibrante parte della vita, in un'epoca in cui la Chiesa cattolica considerava la sessualità una cosa ignobile, benché necessaria per la perpetuazione della razza umana. La Chiesa vedeva le donne come recipienti vuoti, da riempire con il seme degli uomini, mentre le streghe e le ostetriche le consideravano esseri umani potenti per la loro capacità unica di creare la vita»[2].

L'invenzione del forcipe rappresenta un vero e proprio spartiacque nella storia dell'ostetricia: furono i fratelli Chamberlen a metterla a punto in Inghilterra a metà del XVII secolo[3]. Per quasi cent'anni la famiglia Chamberlen mantenne gelosamente il segreto. «Attorno ai Chamberlen crebbe una leggenda: ai parti difficili assistevano sempre due di loro, e arrivavano in carrozza con un massiccio baule intagliato il cui contenuto non era mai rivelato. Anche le donne da loro assistite avevano gli occhi bendati. E i risultati dei Chamberlen nei casi difficili erano spettacolari.»[4]

La struttura del forcipe dei Chamberlen, perfezionata durante tre generazioni, fu infine rivelata dal chirurgo e ostetrico Edward Chapman in un saggio pubblicato nel 1773. La posizione migliore per partorire con il forcipe era quella supina e tra le classi più elevate nacque la moda di partorire distese sulla schiena.

Madame de Montespan[5], amante di Luigi XIV, partorì in posizione supina per permettere al re Sole di guardarla da dietro una tenda mentre dava alla luce suo figlio. In quel periodo gli uomini cominciarono ad assistere ai parti e a prendere parte attiva nel controllo medico delle donne. I medici usavano la nuova tecnologia per scoraggiare le ostetriche, sostenendo che le donne non avevano abbastanza forza fisica per maneggiare correttamente il forcipe[6]. L'uso della sedia diminuì sempre più, fino a scomparire quasi del tutto verso la fine del XVIII secolo.

Nell'Ottocento e nel Novecento il lettino ostetrico prese completamente piede, costringendo le donne a una posizione che sfidava le leggi della forza di gravità, ma permetteva agli ostetrici un maggiore controllo sulla partoriente, ormai relegata a un ruolo sempre più passivo. Nelle antiche culture, invece, la partoriente era assistita da altre donne, che consideravano la nascita un processo naturale. I loro principali 'strumenti di lavoro' erano la fiducia nel potere e nelle risorse del corpo femminile e una sapiente manualità.

Insomma, è dalla fine del Settecento, in coincidenza con lo sviluppo delle ricerche scientifiche e l'affermazione del primato della Ragione, che l'uomo ha pensato di poter svelare il segreto della nascita perdendo di vista il 'mistero dell'oracolo', peccando di superbia. Non si è più accontentato di capire il meccanismo naturale del modo in cui si viene al mondo, ma ha cercato di ridurlo a un protocollo scientifico, così da poterne controllare fino in fondo lo svolgimento. Da quel momento tutte le fasi del parto si sono dovute adeguare alle esigenze e ai dettami della classe medica.

L'attenzione si è così spostata dalla donna alle necessità degli operatori sanitari, e il parto è rientrato nella casistica ospedaliera, seguendo i ritmi imposti da una struttura organizzata. Il processo naturale della nascita è stato sottoposto a una serie di regole e procedure standardizzate e uguali per tutte. Quindi, una donna che indugi troppo nel travaglio o che manifesti esigenze particolari nella posizione, è vissuta come un ostacolo al buon funzionamento di un reparto maternità.

Intendiamoci, non che la medicina sia un 'nemico' da abbattere: quante donne e bambini sono stati strappati alla morte grazie alle conquiste della scienza! Ma per far nascere un bambino non è necessario intervenire progettando un lettino operatorio che faciliti le pratiche chirurgiche, o trasformare la donna incinta in una malata da curare, alla quale somministrare a cadenza regolare 'rimedi' farmacologici.

Infine, è interessante dare uno sguardo anche agli Stati Uniti, dove fin dall'Ottocento il parto cominciò a divenire un evento da gestire nelle strutture ospedaliere, soprattutto per le donne dei ceti popolari, sulle quali i giovani medici facevano pratica.

Tra le classi sociali più agiate, invece, i medici assistevano i parti quasi sempre a domicilio. Restavano fuori della stanza della partoriente fino al momento del parto, limitando i loro interventi solo a casi di particolare necessità. Scriveva Francis H. Ramsbotham nel 1861: «Nell'arrivare alla residenza della paziente è meglio non introdursi immediatamente alla sua presenza, a meno che non sia strettamente necessario. Se si necessita di informazioni per comprendere se il travaglio sia già cominciato, esse dovranno essere chieste all'infermiera. Quando si viene introdotti nella stanza della partoriente, è meglio farla chiacchierare in modo da poter osservare la frequenza, la durata, la forza e la tipologia delle contrazioni: e la nostra condotta deve adattarsi di conseguenza».[7]

La medicalizzazione

Ogni donna ha diritto al suo parto e ogni parto è diverso da un altro. Così come ogni gravidanza ha un suo tempo, anche i ritmi del travaglio possono variare molto da una donna all'altra, ma anche nella stessa donna in parti diversi.

Come Janet Balaskas scrive nel suo *Manuale del parto attivo*[8]: «Il fatto che la medicina si sia resa garante di un parto perfetto ha caricato gli operatori di una grande responsabilità. Spesso, per paura di una denuncia, il personale eccede nell'uso della tecnologia e medicalizza il parto, sostituendosi alla donna». Se invece di un ossessivo interventismo la si lasciasse esercitare liberamente il suo potere procreativo, dandole la possibilità e il tempo di produrre gli ormoni che madre natura ha previsto in questo processo, ci si stupirebbe della saggezza del suo corpo. Come sostiene il famoso medico francese Frédérick Leboyer[9]: «La natura è una madre severa ma amorosa. Noi ne fraintendiamo le intenzioni. Poi la deploriamo». Alcuni ginecologi affermano che questi interventi sono le donne a chiederli. Ritengo che una maggiore informazione e uno sforzo di comunicazione e collaborazione fra medico e partoriente porterebbero a cambiare radicalmente l'attuale visione del parto e della nascita. Sono testimone del fatto che nelle strutture ospedaliere è definito 'naturale' un parto avvenuto grazie alla seguente lista di interventi: rottura artificiale delle acque (amniotomia), flebo di ossitocina, rasatura del pube (per fortuna sempre meno frequente), monitoraggio elettronico del feto, episiotomia (il 'taglietto' per allargare la vagina), e magari anche applicazione di un catetere nella spina dorsale (l'anestesia epidurale).

Qualche tempo dopo aver saputo di aspettare un bambino, cominciai a pensare dove avrei voluto partorire. In un primo momento pensai all'ospedale come il miglior luogo dove dare alla luce mia figlia. La sicurezza che dà una struttura pubblica mi tranquillizzava. Seppi di un ospedale che aveva rinnovato il reparto maternità, nel quale era garantita alla partoriente la possibilità di gestire il proprio parto in modo naturale, e al bambino di stare vicino alla mamma fin dalle prime ore di vita.

Pensai che sarebbe stato utile visitare tale rinomato reparto dove da qualche tempo veniva applicata questa nuova filosofia del parto, più rispettosa della donna e con un maggiore coinvolgimento del partner. Tutto aveva un'aria accogliente e pulita: colori pastello alle pareti, stanze a due letti con la tv, o-gnuna con il suo nido accanto. Mentre mi aggiravo con mio marito per i corridoi del reparto, incontrai per caso il compagno di una mia amica che aveva appena partorito. Lui parlò subito con grande entusiasmo della loro esperienza, definendo l'epidurale una procedura 'indispensabile' e 'assolutamente positiva'. Lei, dolorante e un po' provata, esordì dicendo che il suo era stato un parto naturale, chiedendoci di lì a poco se potevamo assentarci un attimo perché le dovevano cambiare il catetere. «Il catetere?», mi domandai ingenuamente. Che cosa c'entra il catetere col parto? Ma questo fu solo l'inizio.

In sostanza la mia amica, che diceva di avere avuto un parto 'naturale', in pochi minuti fece una lista di procedure e interventi subiti durante la nascita che mi fece rabbrividire. Il travaglio, appena giunta in ospedale, si era interrotto e quindi le avevano somministrato l'ossitocina per stimolare le contrazioni; poi, per sopportare i forti dolori delle doglie, le avevano fatto l'anestesia epidurale. Ma, nonostante l'ossitocina, il bambino non voleva scendere nel canale del parto e quindi il ginecologo le era salito sulla pancia per spingere il bimbo; per 'non farla strappare tutta', le avevano tagliato il pavimento pelvico con l'episiotomia, per cui le facevano male i punti di sutura. Per finire, l'anestesia epidurale, togliendo la sensibilità dalla vita in giù, aveva reso necessario il catetere.

> «Ringrazierò per sempre il ginecologo», mi disse, «se non ci fosse stato lui...» Solo dopo qualche settimana di letture e approfondimenti, pensai che in un caso come quello di una donna giovane e sana quale la mia amica, con una gravidanza assolutamente tranquilla e senza problemi, tutti questi interventi probabilmente non sarebbero stati necessari. Forse sarebbe stato meglio dare il tempo a lei e al bambino di fare il loro mestiere, in stretta collaborazione.
>
> Al termine del suo racconto, la salutai alla svelta perché stavo cominciando a sentirmi male: mi mancava l'aria, avevo bisogno di uscire da quell'ospedale.

È ovvio che una gestione medicalizzata e del parto è molto più facile per gli operatori. I tempi standardizzati della struttura vengono rispettati, ma non solo: una partoriente che non assume antidolorifici non può essere ignorata. Chiede di essere sostenuta, di avere qualcuno che la segua durante il travaglio. Come molte ostetriche mi hanno confermato, questo è un compito difficile sia a livello fisico, sia a livello emotivo. Forse è anche per questo che la maggior parte delle donne è sottoposta a terapie antidolorifiche, un 'sostituto' del sostegno umano e professionale che dà alle partorienti l'impressione che ci si stia occupando di loro. Come sottolinea Suzanne Arms: «Non bisognerebbe sostituire il supporto e la rassicurazione costante alle donne con le medicine» [10].

Non va peraltro trascurato l'aspetto economico legato all'eccessiva medicalizzazione, che grava in modo pesante sul Servizio Sanitario Nazionale. Un problema sul quale è intervenuto persino il ministro dell'Economia Tommaso Padoa Schioppa, che nel suo Libro verde sulla spesa pubblica11 alla voce 'Sanità' ha lanciato un allarme sui costi dei ricoveri ospedalieri, che gravano per il 42% sulla spesa sanitaria totale. Nelle regioni del Centro-Sud si continua a fare tagli cesarei anche quando non ce n'è bisogno, con una percentuale del 60% in Campania e del 50% in Basilicata e in Sicilia. Un parto cesareo invece del parto naturale implica l'uso di risorse importanti, dalla sala operatoria agli anestesisti, che potrebbero essere impiegati per altre attività chirurgiche.

Il ruolo delle ostetriche

Mentre il modello medico-tecnologico, relativamente recente (strutturatosi circa due secoli fa), considera il corpo femminile 'inadeguato' e la nascita un evento 'caotico' da controllare il più possibile, quello proposto dalle ostetriche, pur riconoscendo la necessità dell'intervento medico in casi particolari, mette la donna al centro del processo procreativo. I ginecologi dicono alla donna cosa fare, le ostetriche aiutano le donne a prendere le loro decisioni su che cosa fare.

Ormai molti studi dimostrano l'efficacia del ruolo delle ostetriche, per le quali la gravidanza e il parto sono eventi normali, e non patologici, della vita. Un'importante ricerca pubblicata nel 1998 condotta su oltre 4 milioni di nascite avvenute negli Stati Uniti in un anno, ha dimostrato che nel caso di parti assistiti da ostetriche il rischio di morte neonatale nei primi 28 giorni di vita era inferiore del 33%, mentre la percentuale di bambini nati sottopeso era più bassa del 31%[12]. Secondo un'indagine realizzata nel 1995 dal Public Citizen's Research Group[13], le ostetriche fanno dimezzare il numero di tagli cesarei in ospedale, risultato ottenuto grazie a una sostanziale riduzione dell'impiego di medicinali, anestetici ed episiotomie. Uno studio inglese[14] ha infine dimostrato che su 11 000 bimbi nati in 84 centri per la nascita il tasso di cesarei era pari al 4,4%. Lo stesso studio ha rilevato che la mortalità infantile in parti assistiti dalle ostetriche era pari all'1,3% su mille nascite, rispetto alla media nazionale di oltre nove morti neonatali su mille nascite nel 1989.

Questi dati non devono far pensare che le ostetriche siano delle 'streghe' dotate di poteri sovrannaturali. I loro strumenti sono un'abile manualità, una grande professionalità, la fiducia nel corpo femminile, l'ascolto, la confidenza e la vicinanza rispetto agli aspetti non solo fisiologici, ma anche psicologici, sessuali e mentali della donna in attesa. Da un'indagine condotta nel 2005 su un significativo campione di donne di età compresa tra 14 e 60 anni dall'Agico, l'associazione dei ginecologi dei consultori, è emerso che otto donne su dieci sono deluse dei controlli condotti dai ginecologi[15]. Il 60% delle donne intervistate si è detto insoddisfatto del rapporto con il ginecologo e deluso dai controlli esclusivamente 'anatomici', che non tengono conto del lato emotivo della sessualità. Bisogna inoltre riflettere sul fatto che la durata media di una visita ginecologica è di 15-20 minuti[16], un tempo forse insufficiente per esplorare un percorso spesso ricco di incognite e dubbi.

Breve storia dell'ostetricia

Non conosco una sola donna che, saputo di essere incinta, non si sia subito data da fare per trovare un 'buon ginecologo', consultando amiche, parenti e conoscenti. Sono poche le future mamme che si preoccupano invece di trovare anche una buona ostetrica ignorando, come l'evidenza scientifica dimostra, la grande importanza che questa figura professionale riveste nell'evento della nascita.

La parola 'ostetrica' deriva dal latino *obstetrix*, che a sua volta deriva dal verbo *obstare*, vale a dire 'stare davanti', assistere. Nel suo libro *Nato di donna* Adrienne Rich racconta che la prima grande ostetrica, 'grande' nel senso che praticava e al tempo stesso addestrava altre donne (e uomini) è stata Louise Bourgeois (1564-1644). Louise esercitava presso la corte reale e presso l'Hôtel Dieu, l'ospedale pubblico di Parigi; ha lasciato tre manuali di ostetricia e il suo testo *Observations diverses*, pubblicato nel 1609, fu tradotto in diverse lingue[17]. Pubblicò anche un resoconto dei parti di Maria de' Medici, da lei assistita.

Storicamente le donne hanno sempre assistito altre donne durante il parto. Si tratta di una pratica antica quanto la razza umana. Il riferimento più antico alle ostetriche si trova nella Bibbia, nel libro della Genesi. Nell'antica Grecia e nell'antica Roma, queste donne avevano una formazione professionale riconosciuta. Quando nel Medioevo la professione medica decadde, alle ostetriche non restò che acquisire le loro capacità dall'esperienza, e la tradizione fu trasmessa attraverso le generazioni. Nell'Ottocento la gravidanza e il parto rientrarono nell'ambito medico, le donne vennero bandite dalle scuole di medicina e furono gli uomini a divenire gli 'operatori della nascita'. Da evento naturale il parto si trasformò in qualcosa di 'patologico'. Spesso non sperimentate, le tecniche mediche e gli interventi chirurgici divennero una pratica comune.

Nel 2006 l'ufficio europeo dell'OMS ha approvato l'ennesima risoluzione (dopo quelle del 1977, 1989, 1992, 1994, 1996 e 2001) favorevole al rafforzamento del ruolo delle ostetriche. Una necessità ribadita nello stesso anno al primo forum internazionale dell'ONU sulla figura delle ostetriche, culminato con un richiamo teso a intensificare e sviluppare la funzione di questa figura nella prevenzione della mortalità materna e infantile e nella tutela della salute delle mamme e dei loro bambini[18]. Nel documento si afferma, tra l'altro, che «le ostetriche che lavorano in prossimità dei luoghi dove vivono le donne aiuteranno a prevenire ogni anno 530 000 morti materne evitabili. Oltre a prevenire problemi postparto e a ridurre l'allarmante tasso di mortalità neonatale».

Negli Stati Uniti, dove l'assistenza sanitaria presenta caratteristiche profondamente diverse da quelle dei paesi europei, nel 2003 le ostetriche hanno assistito circa il 4% dei parti, una percentuale molto bassa, ma comunque più del doppio rispetto ai parti assistiti nel 1990. In particolare, in sei stati (Alaska, Georgia, New Hampshire, New Mexico, Oregon e Vermont) il tasso di parti assistiti da ostetriche è risultato almeno il doppio di quello registrato a livello nazionale19. Secondo uno studio del Public Citizen's Health Research Group, con l'aiuto delle ostetriche due donne americane su tre che avevano avuto precedentemente un parto cesareo hanno partorito per via vaginale (su base nazionale solo una partoriente su quattro evita di ripetere il cesareo). Due rapporti dell'Institute of Medicine e della National Commission to Prevent Infant Mortality, elogiano il contributo delle ostetriche nella riduzione dell'incidenza di neonati sottopeso e raccomandano un maggior ricorso a una professione che in America nei suoi sessant'anni di storia ha dovuto superare molti ostacoli.

Da uno studio del National Center for Health Statistics, condotto da Marian F. McDorman e Gopal K. Singh e pubblicato nel maggio 1998 sul 'Journal of Epidemiology and Community Health', è emerso che l'assistenza del personale ostetrico è persino migliore di quella del personale medico, con percentuali minori di cesarei, epidurali, episiotomia, oltre che di mortalità neonatale e di bimbi nati sottopeso[20]. In base a questi dati è stato calcolato che negli Stati Uniti, se le ostetriche diplomate (*certified nurse-midwives*, che attualmente sono circa 5500 e assistono 200 000 parti l'anno) fossero utilizzate solamente nel 25% dei parti, ci sarebbe un risparmio di 300 milioni di dollari l'anno. Se a questo si aggiungesse l'aiuto delle ostetriche provenienti da scuole private o divenute ostetriche con l'apprendistato, e il 20% di future mamme facesse ricorso a questa figura professionale, gli americani risparmierebbero ogni anno 2 miliardi e 400 milioni di dollari[21].

In Italia le ostetriche sono circa 16 000 e fra queste oltre 7000 sono dipendenti del Servizio Sanitario Nazionale[22]. L'ostetrica è un'operatrice sanitaria che assiste e consiglia la donna nel periodo delle gravidanza, durante il parto e nei primi mesi dopo la nascita del bambino. Per svolgere questa professione è necessaria la laurea triennale in ostetricia presso una delle facoltà di medicina e chirurgia, che consente l'iscrizione all'albo professionale, tramite domanda al Collegio provinciale delle ostetriche. Dopo il primo triennio è possibile seguire il corso biennale di laurea specialistica che consente di intraprendere una carriera dirigenziale.

Il piano ufficiale per abolire la figura dell'ostetrica

Quando l'ho scoperto non riuscivo a crederci: tra il 1910 e il 1930 negli Stati Uniti fu varato ufficialmente un piano per abolire la figura professionale delle ostetriche! Secondo alcuni documenti pubblicati in riviste specializzate e in particolare nei *Transactions for the Study and Prevention of Infant Mortality 1910-1915*[23] (Atti per lo studio e la prevenzione della mortalità infantile 1910-1915), in quel periodo il numero di ostetriche che assistevano al parto scese dal 50 al 15%.

Il piano funzionò alla perfezione. Nel 1935 la media nazionale delle ostetriche abilitate ad assistere i parti precipitò al 12%. La mortalità di madri e neonati negli USA aumentò in modo drammatico e direttamente proporzionale alla crescita del numero di parti assistiti dai ginecologi. Secondo quanto scrisse il dottor Ziegler nel 1922: «Nel 1913 sono morte circa 16 000 madri; nel 1918 circa 23 000 e nel 1921 oltre 26 000, con un aumento del 15%». Quando nel 1907 la Corte Suprema del Massachussetts dichiarò che l'ostetricia era una pratica illegale, la mortalità materna era del 4,7 su mille nascite, nel 1913 salì al 5,6 e nel 1920 superò il 7,4. Una delle motivazioni di questo piano era il desiderio di competere con le scuole di medicina tedesche, che, al contrario di quelle americane, avevano incluso l'istruzione clinica in ostetricia e godevano di una migliore reputazione. Obiettivo dell'eliminazione della pratica ostetrica era far sì che le pazienti divenissero 'materiale clinico' per gli studenti di medicina, a quel tempo fortemente impreparati in materia. Citando alcune definizioni dei medici di allora, le ostetriche erano considerate 'antiamericane', 'presuntuose', 'reliquie della barbarie'.

Ma quale era lo status delle ostetriche americane nei primi del Novecento? La loro istruzione non era basata sul tirocinio clinico, ma sull'apprendimento da libri di testo, sulla partecipazione a conferenze di professori e sull'osservazione di cure rese da altri. Ciononostante, le statistiche erano straordinariamente in loro favore rispetto ai ginecologi. Nel 1913, nella città di New York le ostetriche seguivano il 40% delle nascite, con una mortalità materna del 22%. I ginecologi, con il 60% di nascite, avevano un tasso di morti materne pari al 69%. In questo scenario, la morte era attribuita alla pratica dell'ostetrica presente durante il travaglio, anche se passava il caso a un ginecologo o all'ospedale.

Qualche anno dopo, nel 1921, questi dati furono confermati da uno studio fatto a Newark sulla mortalità infantile. Su una percentuale del 38% di parti in casa assistiti da un'ostetrica, la mortalità materna era del 13% e quella infantile del 32%. Sul 30% di parti in casa assistiti da un ginecologo, la mortalità materna era del 34%, quella dei neonati del 40%. Questi dati fecero infuriare l'*establishment* medico. Molti medici di allora insistevano sul fatto che le ostetriche fossero 'sporche e pericolose', anche se molte di loro si erano diplomate in rinomate scuole ostetriche europee. Da queste statistiche iniziò il dibattito sul futuro delle ostetriche. I ginecologi auspicavano un'abolizione immediata della categoria, indipendentemente dalle conseguenze di una simile azione, o una sua graduale eliminazione attraverso regole molto restrittive.

La strategia per realizzare l'obiettivo era molto sfaccettata e includeva un approccio legale, legislativo e di educazione pubblica, descritto come 'elevazione della coscienza sociale'. La propaganda medica era centrata sull'idea che i parti assistiti da un ginecologo fossero più sicuri di quelli seguiti da un'ostetrica esperta. Ciò era falso, ma generalmente i dati statistici che lo dimostravano non erano disponibili al largo pubblico. Si trattava insomma di una vera e propria campagna denigratoria nei confronti delle ostetriche. La situazione peggiorò ulteriormente agli inizi degli anni Venti, quando le donne che dovevano partorire non furono più considerate soltanto come 'materiale clinico' per preparare i futuri medici, ma anche come fonte di guadagno. Sfortunatamente, infatti, quando le donne indigenti furono inglobate nel sistema quali 'casi didattici' e ricevettero cure gratuite in ospedale, si scoprì che erano disposte a pagare 1 dollaro e 28 centesimi per due settimane di degenza. Una piccola somma che rappresentava comunque un profitto per l'ospedale.

I ginecologi del tempo erano dell'opinione che il parto in casa fosse rischioso. Alcuni lo definirono addirittura 'la prima forma di abuso sui minori'.

---

1. Medico greco considerato il maestro dell'ostetricia e tra i primi a compilare un trattato di ginecologia e ostetricia rimasto in auge fino al XV secolo. Operò a Roma durante l'impero di Traiano e di Adriano.
2. S. Arms, *op. cit.*, p. 44.
3. P.M. Dunn, *The Chamberlen family (1560-1728) and obstetric forceps*, University of Bristol, Department of Child Health, Southmead Hospital, Bristol, 1999.
4. A. Rich, *Nato di donna*, Garzanti, Milano, 1977, p. 215. Adrienne Rich è una delle principali poetesse americane degli ultimi cinquant'anni. La sua posizione di femminista radicale si cristallizzò quando dichiarò di essere gay nel 1976, anno in cui pubblicò il controverso *Nato di donna*. Nel 1997 ha rifiutato di ricevere alla Casa Bianca il premio National Medal of Arts perché, dichiarò, «il vero significato dell'arte è incompatibile con la cinica politica di questa amministrazione». Dal 1999 vive in California con la scrittrice e poetessa Michelle Cliff, sua compagna dal 1976.
5. Françoise-Athenais de Rochechouart de Montemart (1640-1707), favorita del re Sole, cui diede 7 figli.
6. *Early History of Nursing*, University of Iowa, 2006.
7. F.H. Ramsbotham, *The Principles and practice of obstetric. Medicine and surgery in reference to the process of parturition*, Lea & Blanchard, Filadelfia, 1849.
8. J. Balaskas, *Manuale del parto attivo*, Red Edizioni, Milano, 1997, p. 165. Janet Balaskas, sudafricana, è un'autrice internazionalmente riconosciuta e fondatrice del Movimento per il parto attivo. Attualmente dirige l'Active Birth Center a Londra.
9. F. Leboyer, *Per una nascita senza violenza*, Bompiani, Milano, 1974, p. 65. Frédérick Leboyer, nato nel 1918, è un sostenitore del diritto della madre a un 'buon parto' e del diritto del bambino a una 'buona' nascita. «Occorre fare per il bambino quel che si fa per la madre. O perlomeno provare» (ivi, p. 25). La sua tecnica è vicina alle tecniche orientali e cancella traumi e violenze, che negli ospedali sono spesso connessi con il parto. Tra le sue pubblicazioni, *Shantala, l'arte del massaggio indiano per far crescere i bambini felici* (1976) e *Dalla luce, il bambino. Itinerario yoga per il parto come gioiosa nascita* (1979), pubblicati in Italia da Bompiani, Milano.
10. S. Arms, *op. cit.*, p. 78.
11. Presentato al Senato dal ministro dell'Economia nel settembre 2007.
12. National Center for Health Statistics.
13. Associated Press, 6 novembre 1995.
14. Pubblicato nel 1989 sul 'New England Journal of Medicine'.
15. *Il ginecologo è frettoloso*, 'Io Donna', agosto 2005.
16. *Il tempo della visita è sempre stretto*, 'Corriere della Sera', 4 febbraio 2007.

17. A. Rich, *op. cit.*, p. 212.
18. Atti del 1st International Forum, *Midwifery in the Community*, 11-15 dicembre 2006, Hammamet.
19. *QuickStats: Percentage of Births Attended by Midwives – United States, 2003*, 'MMWR Morbidity and Mortality Weekly Report', 55, 2006.
20. J. van Olphen-Fehr, *Diary of a Midwife, The Power of Positive Childbearing*, Bergin & Garvey, Westport, Connecticut, 1998, p. XI. Juliana van Olphen-Fehr è un'ostetrica diplomata e coordinatrice del programma di educazione universitaria presso la Shenandoah University, Virginia.
21. Ivi, p. X.
22. Dati Orientaonline, ministero del Lavoro.
23. Documenti ritrovati ed esaminati da Faith Gibson, ostetrica e studiosa di storia americana, membro del Midwives Alliance of North America, dell'American College of Domiciliary Midwives e del California College of Midwives.

Il concetto di dolore

Per ogni donna il parto è un passaggio, irreversibile, dalla condizione di figlia a quella di madre. Un passaggio doloroso, in cui il dolore non è solo fisico, ma anche psicologico. Si perde una parte di sé, una parte conosciuta che dà sicurezza, e si va incontro a qualcosa di 'oscuro', dai contorni indefiniti, senza certezze e punti di riferimento. Si volta pagina, in un certo senso si dice addio a tutto ciò che si è state fino a quel momento. Certo, il passato non ci abbandonerà mai, ma da quel momento in poi ogni esperienza assumerà un valore diverso, una luce nuova.

Il parto come passaggio

Ogni parto è diverso da un altro. Non è un caso: ogni donna ha una sua storia, e ogni crescita implica dolore. Per spiegare questo concetto è illuminante il pensiero di Maurice Béjart, famoso coreografo francese scomparso di recente: «Non c'è null'altro che ci possa salvare: il contrasto, o se vogliamo, lo choc. Si ha sempre la tendenza ad assopirsi, ma a volte, grazie agli choc, si intravede la verità. Non ci si evolve e non si ha accesso al senso della vita se non attraverso degli choc successivi. Si cresce attraverso gli choc. Si diventa intelligenti o stupidi grazie agli choc»[1].

Purtroppo a volte il parto è vissuto come uno spazio fisico e psichico abitato dalla paura e dal dolore, come un corridoio buio e pericoloso da attraversare il più rapidamente possibile. Il fatto che l'età media delle madri sia sensibilmente aumentata[2] (31,8 anni) porta certamente a una maggiore consapevolezza rispetto alla scelta di mettere al mondo un figlio. Ma è anche vero che molte donne in attesa non hanno mai tenuto un neonato in braccio, non hanno visto una mamma allattare il suo bambino né hanno mai cambiato un pannolino. Sono lontani i tempi in cui le case erano piene di mocciosi, accuditi da nonne e zie che tramandavano di generazione in generazione le regole, semplici ma necessarie, da seguire durante la gravidanza, il parto e il puerperio.

La mia generazione sconta il fatto di provenire da madri che hanno partorito in un'epoca di medicalizzazione selvaggia, in cui anche l'allattamento era spesso visto come un optional. Molte non sono state allattate, perché 40-50 anni fa vigeva la convinzione che allattando 'il seno si sciupa', o perché molti ginecologi e pediatri di allora spingevano le puerpere a dare ai neonati la famosa 'aggiunta' appena si presentava la prima difficoltà. Ho molte amiche e conoscenti che hanno optato per il cesareo, pur non essendo necessario, o non hanno allattato i loro piccoli, perché convinte dalle loro madri, che a loro volta avevano partorito con il taglio cesareo, vivendo quel momento come un trauma, o non erano state incoraggiate ad allattare al seno.

Non va sottovalutata la rappresentazione del parto fatta al cinema o in televisione: le immagini che ci arrivano sono popolate di donne urlanti, con padri nel panico più completo e parti avventurosi risolti, con uno sbrigativo taglio cesareo, dal provvidenziale intervento dei chirurghi. Tranne qualche rara eccezione il parto è descritto come un evento da vivere sul lettino operatorio, non come un momento di passaggio che fa parte della nostra vita. Anche i mezzi d'informazione hanno la loro responsabilità. Vorrei citare il caso di Angelina Jolie, che nella sua prima intervista dopo la nascita della primogenita Shiloh Nouvel, ai microfoni della CNN dichiarò: «L'esperienza del parto? Paurosa e magnifica». Ma i titoli dei media italiani hanno omesso la valenza positiva di quella esperienza, focalizzandosi solo sulla paura provata dalla diva americana. Così, sul sito del 'Corriere della Sera' la notizia è stata titolata *Il parto esperienza paurosa*, quella dell'ANSA, *Angelina Jolie, partorendo ho avuto paura*. Vista l'enorme risonanza che l'evento ha avuto sui media, dubito che l'impatto di titoli come questi sia stato particolarmente positivo per promuovere una visione serena della nascita.

«Dick-Read dice che molte donne gli hanno confessato di aver gridato non per il dolore, ma per la paura del dolore, e di aver chiesto l'anestesia per sfuggire al terrore dell'ignoto.»[3] Insomma, la paura è la grande protagonista della nascita nel XXI secolo.

Non resistere al cambiamento

Per quanto una donna si prepari, si applichi con la respirazione e gli esercizi preparto, abbia l'appoggio del partner o dei familiari e abbia parlato per nove mesi di quel momento, quando è in travaglio si sente travolta da qualcosa di più grande di lei. E per superare quei momenti deve attingere a tutta la sua forza interiore.

Quello che ora so, dopo averlo vissuto sulla mia pelle, nella mente e nel cuore, è che più si resiste al cambiamento – e quello del parto è il più travolgente cambiamento nella vita di una donna – più si tende a non abbandonare il passato e la sicurezza che esso dà. Più si cerca di resistere, invece di lasciarsi andare, più si soffre e si rimane dove si era. Si resta immobili, buttando al vento una meravigliosa occasione di crescita e di conquista della consapevolezza di ciò che si è. Dalla nascita di Sara e Leonardo ho imparato che quando ci si trova in una tempesta che sembra sbatterci in tutte le direzioni, non bisogna continuare a tenere fermo il timone, altrimenti si spezza. «Non combattere il dolore, ma cavalcalo, come se stessi su una zattera in un mare agitato. Ogni onda ti porterà più vicino alla riva», fu il prezioso consiglio della mia ostetrica durante il mio primo travaglio. La reazione istintiva è invece quella di contrastare quelle fitte atroci che ti spossano, che non ti fanno respirare, che ti impediscono di trovare una posizione in cui stare, che ti fanno pensare «non ne posso più, fatele smettere». È proprio quel momento, quando non 'se ne può più', il più delicato, il più importante. Lì si decide chi sei, che cosa vuoi. Lì viene fuori la donna, la futura madre, l'ex figlia. È la 'resa dei conti'. Sull'ultima pagina del tuo diario improvvisamente appare una lunga linea, quella che chiude l'elenco dei più e dei meno, delle cose fatte e non fatte, delle azioni ed emozioni, positive e negative, dei sogni infranti, degli errori commessi. Viene fuori la donna, così bella nella sua nudità, orgogliosa della sua immensa pancia, potente e invincibile, contro cui nulla può.

Il dolore come guida

Durante le mie due gravidanze ho fatto grandi sforzi per non prendere neanche un'aspirina. Perché al momento del parto avrei dovuto accettare di farmi iniettare in vena delle sostanze chimiche, anche se per un valido motivo, per non sentire dolore? Per me rinunciare agli antidolorifici non significava dimostrare di essere un'eroina, ma semplicemente voler evitare ogni possibile rischio per il mio bambino. «Perché», mi chiedevo, «il ginecologo si raccomanda tanto che io non prenda medicine durante i nove mesi, e poi mi chiede se voglio l'epidurale?» Mi sembrava un controsenso. Tra l'altro, un giorno in un libro trovai una frase assolutamente illuminante, «Nello stesso giorno in cui partorisci, altre 300 000 donne stanno facendo la stessa cosa» [4]. Questo mi fece pensare: «Non sarà poi così terribile, ce la posso fare anch'io!»

La medicina moderna ha fatto del parto indolore quasi un'ideologia. E ha portato all'eccesso l'uso di sostanze chimiche capaci di annullare il dolore del travaglio e del parto, ignorando e inibendo così la capacità del corpo femminile di produrre da solo le sostanze antidolorifiche di cui è capace. Quando si assumono farmaci per alleviare il dolore, tutto è affidato al medico e la donna dipende da chi la assiste. I farmaci, se impiegati in dose potenti, possono interferire e alterare il funzionamento dell'utero e rallentare il travaglio, rendendo con più probabilità necessario il ricorso a misure per stimolare l'utero stesso. Ciò comporta altri interventi per monitorare il battito fetale e altri farmaci come antidoti a quelli somministrati per diminuire il dolore.

Bisognerebbe riflettere sul fatto che gli analgesici e gli anestetici possono essere usati dai medici anche per avere un migliore controllo sul parto: una paziente cui è stata fatta l'epidurale non sente dolore e quindi è certamente più docile e accessibile. Certo, se ci sono situazioni anomale, nessuno pensa che una donna debba affrontare un dolore insopportabile. Lo stesso Grantly Dick-Read sosteneva che «sopportare la sofferenza quando può essere mitigata, non è meno brutale che insistere sulla sofferenza quando non c'è...» Ma aggiungeva che anestetici e analgesici andrebbero somministrati secondo «dosi ben determinate in ostetricia, come in ogni altra branca della medicina o in chirurgia».

Quando si parla di farmaci, sarebbe utile porre alcune domande: come vengono somministrati? Quale effetto avrà su di me la dose minima e la dose massima? Quali conseguenze avranno sul travaglio e sul bambino? Possono avere effetti collaterali di lunga durata? Oppure, quali sono le alternative? È molto importante informarsi prima di arrivare all'ultimo momento, quando è più difficile essere lucide e in grado di scegliere.

La paura è un sentimento naturale

La paura ha molti occhi e può vedere anche cose sotterranee.
Miguel de Cervantes

Avere un bambino è un'avventura da vivere con ogni cellula del proprio corpo, sentendo giorno dopo giorno ogni più piccolo cambiamento, ogni fremito, ogni sentimento, compresa la paura, perché è naturale. È la natura che fa provare alla futura madre sentimenti di prudenza e di protezione nei confronti di quell'esserino indifeso che sta crescendo nella sua pancia. Non bisogna avere paura della paura, né sentirsi passive di fronte allo 'sconosciuto'.

Molte donne in gravidanza nutrono sentimenti di paura. Si chiedono «andrà tutto bene?», «mio figlio sarà sano?», «riuscirò a sopportare il dolore del parto?», «i medici dovranno intervenire per far nascere il mio bambino?». Ma ci hanno insegnato a rivolgere la nostra attenzione su quello che 'potrebbe andare storto' piuttosto che sulla fiducia nella natura e nel nostro corpo. Come abbiamo visto, l'immagine del parto che ci è trasmessa non aiuta certo a rassicurarci, così come i racconti di amiche, parenti e conoscenti che narrano di parti difficili e complicati, che il più delle volte si concludono con il cesareo. In un paese come il nostro, dove quattro donne su dieci partoriscono chirurgicamente, non c'è da stupirsi se chi aspetta un bambino si chieda «perché per me dovrebbe essere diverso?».

L'assenza di familiarità con il processo della nascita e del parto è uno degli elementi che concorrono a creare paura nelle donne in attesa. Informarsi sulle varie fasi della gravidanza e del parto, parlare con il ginecologo e l'ostetrica, fare domande, confrontarsi con altre donne che vivono la stessa esperienza, potrebbe contribuire a sentirsi meno sole e più serene rispetto a un evento che può spaventare, perché porta profondi cambiamenti nella propria vita.

Uno degli aspetti psicologici più trascurati nell'approccio alla nascita riguarda la consapevolezza che 'la paura aiuta'. Così come per paura un bambino di tre anni impara a non sporgersi dalla finestra o a precipitarsi su una ripida discesa, una donna in attesa può beneficiare di un certo grado di questo sentimento. La paura aiuta a educarla rispetto alla gravidanza e alla nascita. Una futura mamma preoccupata cercherà un ginecologo che risponda alle sue necessità e ai suoi bisogni, piuttosto che affidarsi al medico di sua madre. Cercherà il corso di preparazione al parto più adatto a lei e l'ostetrica che le dà maggiore fiducia. Cambierà le sue abitudini alimentari e si impegnerà a svolgere una regolare attività fisica ed esercizi di rilassamento; si prenderà delle pause non appena si sentirà stanca e cercherà di evitare gli stress. Essere preoccupate, avere paura, fa parte della nostra vita ed è normale che la gravidanza acuisca questo stato emotivo. L'importante è riuscire a non farsi guidare dalla paura, ma dalla fiducia.

Il racconto di Livia

«Era la mia prima gravidanza e decisi di fare l'ecografia che il ginecologo mi aveva prescritto alla ventiquattresima settimana. Vidi quell'esserino nuotare nel liquido amniotico, muovere le braccine e le gambine. Ero commossa dalla straordinarietà di tutto questo, dal fatto che la natura aveva creato dentro di me questo perfetto miracolo. Indipendentemente dal mio controllo, il bambino si era perfettamente formato e il mio corpo aveva creato un ambiente in cui stava crescendo e prosperando. Ed è allora che ho pensato: se tutto questo ha funzionato così bene, perché dovremmo essere così sicuri che dopo nove mesi di perfezione qualcosa al momento del parto debba necessariamente 'andare storto', per cui dobbiamo andare all'ospedale e dare tutto ciò in carico a un medico? Vedere questo bambino dentro di me fece crescere la fiducia nel mio corpo e nella natura. E anche nel fatto che il miracolo iniziato nove mesi prima sarebbe continuato anche durante la nascita.»

Ecco alcune frasi sulla paura. Ho pensato che le future mamme, leggendole nei momenti d'ansia, potranno trarne ispirazione:

La maggior parte della gente vive e muore senza aver suonato la propria musica. Non osano mai tentare.

Mary Kay Ash

Ho sviluppato una nuova filosofia: provo paura solo una volta al giorno.

Charlie Brown

Si hanno pregiudizi ogni qualvolta si ha paura di una trasformazione.

Elias Canetti

Non puoi avere paura di stare sulla punta dei piedi se vuoi andare a ballare.

Lewis Freedman

Il coraggio non è assenza di paura, ma piuttosto ritenere che qualcos'altro sia più importante della paura stessa.

Ambrose Redmoon

Ogni giorno fai qualcosa che ti spaventa.

Eleanor Roosevelt

Lasciatemi affermare la salda convinzione che l'unica cosa di cui dobbiamo aver paura è la paura.

Franklin D. Roosevelt

Il coraggio è la resistenza alla paura, dominarla, non assenza di paura.

Mark Twain

---

1. M. Béjart, *Un instant dans la vie d'autrui*, Flammarion, Parigi, 1979, p. 219.
2. Ministero della Salute, 'Rapporto Cedap 2004'.
3. A. Rich, *op. cit.*, p. 245.
4. P. England, R. Horowitz, *Birthing from Within*, Partera Press, Albuquerque, New Mexico, 1988, p. 239.

Il parto indolore

Il meccanismo virtuoso che il corpo della donna mette in moto durante il travaglio e il parto è uno dei fenomeni più affascinanti della nascita. Meccanismo che permette alla mamma e al bambino di lavorare insieme in modo armonico, produttivo, e di raggiungere il loro obiettivo. Il meccanismo è innescato dagli ormoni prodotti dalla parte più antica del cervello umano, legata all'istinto e comune a tutti i mammiferi che Michel Odent, pioniere della nascita umanizzata, definisce 'gli ormoni dell'amore'.

Quando questa parte del cervello non viene inibita o prevaricata dall'attività della neocorteccia cerebrale, la parte moderna del cervello, che presiede alle capacità scientifiche e razionali e alle funzioni del linguaggio, gli ormoni preposti alla riproduzione (adrenalina, prostaglandine, ossitocina ed endorfine) interagiscono in maniera armonica, con conseguente giovamento per la salute della mamma e del suo piccolo. Negli anni Venti Grantly Dick-Read intuì la necessità primordiale della donna di sentirsi sicura durante il travaglio. Come tutti i mammiferi, solo in una situazione protetta e priva d'interferenze esterne il corpo femminile ha la capacità di produrre autonomamente questo cocktail di ormoni essenziali in ogni fase del parto.

Il ruolo degli ormoni

I primi a entrare in gioco durante il travaglio sono le prostaglandine, che ammorbidiscono e assottigliano la cervice dell'utero. L'ossitocina, secreta dall'ipotalamo, provoca invece le contrazioni uterine sia nel parto, sia nel secondamento (fuoriuscita della placenta), facendo lavorare l'utero affinché si 'apra'. «Più tardi, quando la maggior parte del corpo del bambino passerà per la vagina, un'impennata dei livelli di ossitocina nella madre e nel piccolo stimolerà quella danza istintiva tra di loro che si chiama più normalmente innamoramento: si guarderanno negli occhi con gratitudine e meraviglia.» [1]

L'ossitocina

Negli ospedali e nelle cliniche, per indurre o accelerare il travaglio viene usata ossitocina sintetica, introdotta con la fleboclisi. L'ossitocina sintetica provoca contrazioni artificiali, più violente e più dolorose di quelle naturali, aumentando il tono della muscolatura uterina. Ciò spesso comporta un'ipertonicità dell'utero, che esercita così una pressione troppo forte sul feto. Se le contrazioni sono molto pesanti, si riduce l'afflusso di sangue al bambino. Il ritmo naturale delle contrazioni, invece, fa sì che il sangue che va dalla madre al bambino diminuisca quando la contrazione è all'apice, ma si ristabilisca quando questa termina.

Nel travaglio con ossitocina sintetica può succedere che l'utero subisca uno spasmo, per cui il cuore del bambino comincia a battere troppo rapidamente o troppo lentamente. A quel punto, si parla di 'sofferenza fetale', che porta inevitabilmente al parto cesareo o anche all'uso del forcipe o della ventosa. L'ossitocina naturale ha anche un ruolo fondamentale nell'allattamento, ovvero nel riflesso di eiezione del latte (la produzione e la secrezione sono invece controllate dalla prolattina).

L'adrenalina

L'adrenalina è l'antagonista dell'ossitocina. Invece di avviare e accelerare il parto, a volte lo blocca. L'adrenalina è prodotta quando i mammiferi, e quindi anche gli esseri umani, si trovano in una situazione di pericolo, al contrario i suoi livelli scendono quando il rischio scompare e la mamma si sente sicura. Secondo alcune ricerche, alti livelli di quest'ormone spiegherebbero perché a molte donne in travaglio le contrazioni spariscono appena arrivano in ospedale.

Le endorfine

Tra gli ormoni preposti al parto ci sono le endorfine, le cosiddette 'killer del dolore'. Si tratta di oppiacei naturali, presenti in tutti i mammiferi, che hanno il compito di proteggere dal dolore, ma non solo: stimolano la secrezione della prolattina (che prepara il processo di lattazione e tende a completare la maturazione polmonare del feto), il cui livello inizia ad aumentare durante il travaglio e il parto prima ancora che il bambino si attacchi al seno. Le endorfine sono la risposta naturale alla fatica del travaglio e allo stress delle contrazioni uterine.

«Quando riusciamo a compiere un atto che è necessario alla sopravvivenza della specie, è come se noi dovessimo essere ricompensati dalla dismissione di endorfine. Ecco perché le troviamo in qualsiasi aspetto della vita sessuale: per la sopravvivenza della nostra specie dobbiamo accoppiarci, le donne devono partorire, le femmine dei mammiferi devono nutrire i propri piccoli al seno e tutte queste funzioni della vita sessuale vengono ricompensate dal piacere, cioè da una dismissione di endorfine.»[2] Io stessa ho sperimentato il fondamentale legame esistente tra mente e corpo, tra ormoni e senso di sicurezza e protezione in entrambi i miei parti.

> Verso la fine della prima gravidanza avevo frequenti contrazioni uterine, specialmente nelle ore serali. Mancavano quindici giorni alla data presunta del parto, ma Sara mi inviava segnali inequivocabili: non vedeva l'ora di uscire.
>
> Era agosto, c'eravamo trasferiti per qualche giorno in un agriturismo in Toscana, sicuri di poter rientrare in tempo per il parto. Una sera fui colta da contrazioni piuttosto forti. Chiamai Valeria, la mia ostetrica, che mi consigliò di fare un bagno caldo, di bere un paio di bicchieri di buon vino rosso (che di certo in quella zona non mancava!) e di rilassarmi il più possibile. Generalmente in questi casi i ginecologi prescrivono una

terapia a base di vasosuprina. Ma Valeria mi aveva spiegato che l'effetto vasodilatatore di un paio di bicchieri di vino rosso era lo stesso. E poi, a differenza della vasosuprina, il vino non ha effetti collaterali (a meno che non ci si ubriachi completamente!). Inoltre, non avendo preso medicine per tutta la gravidanza, non avevo nessuna voglia di cominciare. Trascorsi una notte tranquilla. La mattina seguente le contrazioni tornarono. Decidemmo così di recarci in ospedale. Il ginecologo mi applicò il monitoraggio elettronico per seguire l'andamento delle contrazioni. Mi visitò e, nonostante il collo dell'utero fosse ancora completamente chiuso, il suo responso fu 'ricovero immediato'. Anche se in realtà il piccolo ospedale toscano mi ispirava più dei monumentali e asettici nosocomi romani, l'idea di partorire in assenza di Valeria non mi sfiorò minimamente, tanto più che la prospettiva di partorire in casa si era ormai consolidata dentro di me. Ringraziai il medico e l'infermiera e me ne andai. Tuttavia, non ero del tutto tranquilla e così decisi di rientrare a Roma. Era il 10 agosto. La data presunta del parto era il 31.

Mio marito mi accompagnò a casa in macchina, ma decise di ripartire subito dopo per tornare nell'agriturismo, dove era rimasta la sua primogenita con gli zii e le cuginette. Rimasta sola in città in pieno agosto, in un condominio deserto, cercai di gestire le contrazioni che si presentavano improvvisamente, spesso mentre camminavo, costringendomi a fermarmi e ad attendere che passassero. Ogni giorno telefonavo a Valeria per informarla sull'evoluzione delle ultime fasi della gravidanza. Stranamente in quella particolare situazione di solitudine, in cui le ore erano scandite dai segnali che il mio corpo mi inviava, non avevo paura, ma sentivo una profonda fiducia in me stessa. Ero consapevole della mia scelta e convinta che sarebbe andato tutto per il verso giusto. Cercavo di concentrarmi sulle mille sensazioni che stavo provando, dialogavo costantemente con Sara. La accarezzavo toccandomi la pancia, ormai immensa, ma perfetta, bellissima. Ogni giorno facevo i miei esercizi di stretching e massaggiavo regolarmente i tessuti perineali con dell'olio di mandorle, un piccolo espediente suggeritomi dalla mia ostetrica utilissimo per evitare lacerazioni durante la fase espulsiva.

Trascorse circa una settimana. Poi Benedetto rientrò. Erano le 15,30. E accadde qualcosa che solo dopo la nascita di Sara interpretai nel suo pieno significato. Era passata solo mezz'ora dal suo ritorno e cominciarono le contrazioni che poi, quella stessa notte, mi condussero al parto. Era come se lo avessi aspettato. Benedetto collaborava in piena armonia con Valeria, approntando tutto il necessario, riempiendo d'acqua la vasca per il travaglio, standomi vicino quando occorreva. Anche se, alle dieci di sera, andò a farsi un pisolino di un paio d'ore lasciandomi da sola 'a fare il mio lavoro', come suggerito dall'ostetrica che fece la stessa cosa. Di fronte al dolore intenso delle contrazioni stavo cominciando a commiserarmi troppo, un atteggiamento controproducente ai fini del buon esito del parto. Funzionò: grazie a quelle due ore di solitudine e totale concentrazione, mi ero arresa completamente al dolore, lasciando che la piccola procedesse speditamente verso il suo obiettivo. Andò tutto bene: quando nacque Sara, all'una e mezzo di notte, la valigia di suo padre era ancora poggiata accanto alla porta di casa: Sara e io non gli avevamo dato il tempo di disfarla...

Una cosa analoga successe tre anni e mezzo dopo, quando nacque Leonardo. Ma in quell'occasione fu Valeria l'oggetto della mia attesa. Leo era ancora più impaziente di Sara. I suoi calci, sempre più insistenti, non mi davano tregua. La mia pancia assumeva strane forme a seconda di come era posizionato tra una capriola e l'altra. Si girava e rigirava, instancabilmente. Un paio di volte si capovolse del tutto, tanto che decisi di fare un esercizio mirato per riportarlo in posizione cefalica. Funzionò. Visto che pure questa volta la mia pancia era molto piccola, potevo vedere chiaramente la forma dei suoi piedini o sentire la testa e il sederino. Anche in questa gravidanza le contrazioni cominciarono molto prima del tempo, a circa sei settimane dal parto. «Se non vuoi partorire in ospedale, falle smettere», mi disse Valeria. Anche allora mi suggerì di non compiere sforzi, di fare bagni caldi e bere del buon vino rosso. Riuscii a tirare avanti così per parecchi giorni. Fino a quando sentii che quelle misure stavano diventando insufficienti. Il problema era che Valeria in quei giorni aveva dei turni massacranti in ospedale, per cui le sarebbe stato difficile assistermi durante il parto. E io non volevo partorire senza di lei.

Fu così che arrivò l'8 dicembre, giorno dell'Immacolata. Avevo trascorso il pomeriggio e tutta la sera precedente cronometrando la durata delle contrazioni, che si facevano sempre più forti e frequenti. Sapevo che Valeria avrebbe finito il suo turno in tarda mattinata. Sarà stato un caso, ma alle 11 le contrazioni divennero importanti. La chiamai, aveva appena finito il turno. Quando mi disse che stava arrivando, mi rilassai completamente. A mezzogiorno iniziò il travaglio vero e proprio. L'avevo aspettata fino all'ultimo e ora Valeria era accanto a me. Due ore dopo nacque Leo.

L'epidurale, una panacea?

L'epidurale è un tipo di anestesia che prevede l'iniezione di sostanze desensibilizzanti tra il midollo spinale e la dura madre attraverso un sottile tubo di plastica lasciato in loco per consentire eventuali altri richiami. Le condizioni per il suo utilizzo sono il collo dell'utero quasi completamente appianato, una dilatazione di 2-3 cm e contrazioni intense ed efficaci. Per posizionare il catetere epidurale la donna deve essere sdraiata su un fianco. Raggiunto un livello di analgesia adeguato (dopo 10-15 minuti) può essere necessario posizionare anche un catetere nella vescica[3] per urinare, a causa dell'insensibilità dovuta all'anestesia. Prima dell'epidurale viene somministrata via fleboclisi una dose di 500 ml di soluzione fisiologica per aumentare il volume del sangue, dato che può esserci un abbassamento della pressione sanguigna.

Il ministro della Salute Livia Turco voleva offrirla gratis a tutte le donne che la richedessero con l'obiettivo di promuovere il parto fisiologico e ridurre i cesarei. In alcuni casi l'epidurale può essere di grande aiuto per le mamme: per esempio, quando dopo 24 ore di travaglio la nascita non è imminente e la madre è esausta. Oppure quando la dilatazione s'interrompe nonostante che contrazioni forti e regolari siano continuate per più di quattro ore. Quando il travaglio è in una fase di stallo ed è stato fatto ogni sforzo per farlo progredire naturalmente, usare sostanze chimiche o un'epidurale può normalizzare il travaglio ed evitare inutili traumi psicologici. Nel caso di parto cesareo, inoltre, questo tipo di anestesia consente alla mamma di essere cosciente durante la nascita del bambino.

Ma anche con l'epidurale, la 'panacea' introdotta nelle sale parto dell'ultima generazione e accolta con favore da ginecologi e anestesisti, il successo del parto non è sempre garantito. Mentre alcune donne che l'hanno provata la considerano effettivamente un toccasana, altre dicono di aver subito il parto passivamente, perché non sentivano nulla e quindi erano gli altri a dire loro cosa fare e quando spingere. A volte può accadere che l'epidurale agisca solo su un lato del corpo e dia forti emicranie nelle 24 ore successive al parto (1% dei casi). Come abbiamo detto sopra, questo tipo di anestesia può provocare abbassamenti della pressione del sangue tanto da dover essere somministrati farmaci per controbilanciare quest'effetto. Ovviamente con il calo di pressione nella madre diminuisce anche il flusso di sangue che arriva al bimbo attraverso la placenta, mentre tra una contrazione e l'altra l'utero ha bisogno di un buon flusso sanguigno per ossigenare il bambino. Se la quantità di sangue che affluisce all'utero viene ridotta, il feto può non essere in grado di assumere l'ossigeno di cui ha bisogno. In questo caso si parla di sofferenza fetale[4]. L'ipotensione può essere accentuata anche dalla posizione supina che le pazienti a volte devono assumere per l'applicazione di flebo e del monitoraggio elettronico del battito fetale[5].

Per alcune ore dopo il parto la metà inferiore del corpo può restare insensibile, per cui è necessario avere assistenza per camminare. A volte possono presentarsi complicazioni, come difficoltà respiratorie, nausea a vomito. In rari casi si può verificare una lesione neurologica permanente nell'area in cui il catetere è stato inserito.

La mancanza di sensibilità può far sì che, non avvertendo il bisogno di spingere, per far nascere il bambino sia necessario il forcipe o la ventosa, soprattutto se la madre è al primo figlio[6]. Nel migliore dei casi viene effettuata la cosiddetta 'manovra di Kristeller', che consiste in una forte pressione esercitata con l'avambraccio in corrispondenza del fondo dell'utero, verso le costole materne. Sarebbe molto più semplice far agire la forza di gravità consentendo alla donna di stare in piedi o accovacciata, invece che sdraiata.

L'epidurale può consentire di vivere il parto serenamente. Ma prima di decidere se usufruirne o no, la partoriente dovrebbe essere informata dei possibili rischi. In alcuni casi il livello di produzione dell'ossitocina, fondamentale perché le spinte siano davvero efficaci, si riduce drasticamente[7]. Oppure, può verificarsi un improvviso calo di adrenalina, cui il corpo risponde con un aumento di ossitocina, che porta a eccessive contrazioni uterine e quindi al rischio di sofferenza fetale.

Uno studio ha dimostrato che l'11% di bimbi nati tramite parti nel corso dei quali è stata eseguita l'epidurale mostrava prolungati cambiamenti del battito cardiaco, con conseguente aumento della necessità di intervenire con il forcipe, l'episiotomia e il taglio cesareo. Altre ricerche hanno evidenziato la possibilità dell'insorgenza di depressione respiratoria e del rischio che nell'utero i bambini possano diventare 'letargici' e avere problemi ad assumere la posizione giusta per il parto[8].

Secondo il ministro Livia Turco, promotrice nel 2006 di un disegno di legge per i diritti della partoriente, poi arenatosi in Parlamento, l'epidurale rappresenta un valido strumento per ridurre i parti cesarei, che in Italia raggiungono una percentuale del 36,4%[9], rispetto al limite del 15% raccomandato dall'OMS[10]. Il provvedimento prevede l'introduzione di questo tipo di anestesia nei livelli essenziali di assistenza (Lea). Una svolta attesa da molte donne: a chiedere l'epidurale sono circa il 30% delle partorienti, ma solo il 4% riesce a usufruirne col supporto del Servizio Sanitario Nazionale[11]. Negli altri casi i costi, a carico della paziente, vanno dai 500 ai 700 euro nelle strutture pubbliche e dai 500 ai 1500 euro in quelle private.

Tuttavia le ostetriche britanniche hanno lanciato un allarme: un aumento esponenziale del ricorso all'anestesia epidurale per partorire senza dolore 'sta mettendo a rischio la vita di madri e bambini', sottolineando che le donne alle quali è somministrata l'epidurale devono essere costantemente tenute sotto controllo, cosa spesso non possibile a causa del ridotto numero di personale sanitario[12].

L'anestesia epidurale, come ho già sottolineato, è certamente un valido strumento per aiutare le donne a vivere il parto in modo più sereno. Ma il suo abuso s'inserisce perfettamente all'interno di una visione eccessivamente traumatica della nascita. Non è un caso che in alcuni ospedali del Nord America, dove il parto è ipermedicalizzato, l'epidurale è somministrata all'80% delle donne in travaglio[13]. Ina May Gaskin ironizza: «Ho sentito molte donne discutere del perché volessero l'epidurale quanto prima, sostenendo che non erano in grado di sopportare il dolore. Naturalmente prendo più sul serio questa affermazione se viene detta da una donna che non ha tatuaggi, piercing, seni siliconati, che non è ricorsa alla chirurgia plastica e che non indossa scarpe scomode»[14].

La questione non è così ovvia come sembra, in particolare per quanto riguarda le mamme più giovani, meno disposte a vivere senza alcuna anestesia il travaglio del parto. La psicoterapeuta Silvia Vegetti Finzi in un articolo su 'Io Donna' ha evidenziato il rischio che l'epidurale possa 'mettere a tacere' il corpo femminile. A suo avviso, non la si può paragonare all'anestesia usata per togliere un dente. «Da una parte c'è una patologia che richiede una piccola mutilazione, dall'altra un processo fisiologico che comporta una grande acquisizione», afferma Silvia Vegetti Finzi, la quale sottolinea: «Spesso più che un'indicazione terapeutica, è in gioco una scelta esistenziale [...] Qui si apre l'ambito delle scelte e dell'esercizio della libertà responsabile [...] Perché la scelta sia un esercizio di libertà, la donna va preparata dall'informazione e dalla riflessione condivisa, tenendo conto che noi non abbiamo un corpo ma siamo il nostro corpo, quando lo soffriamo e quando lo mettiamo a tacere»[15].

L'invalidità femminile

Oltre a riflettere su i dati, le statistiche e gli interventi più o meno opportuni dei legislatori, vale la pena chiedersi se il ricorso sempre maggiore all'epidurale nei paesi industrializzati possa essere l'ennesima conferma della tendenza a ritenere che il corpo della donna è ormai incapace di partorire secondo natura. E che quindi solo la tecnologia possa ovviare alle sue carenze, liberando la donna da secoli di paure inconfessate e da una serie di handicap che l'hanno accompagnata nel corso della storia.

Si tratta di una concezione antica, che risale all'Ottocento, un'epoca in cui il genere femminile era diviso in due categorie ben distinte: da una parte la classe povera, costituita da donne costrette a lavorare e a vivere in condizioni molto precarie anche dal punto di vista igienico, e prive di un'alimentazione adeguata per le quali partorire significava troppo spesso morire.

Dall'altra erano le donne della classe media e medio-alta, che dalla metà dell'Ottocento ai primi del Novecento divennero una sorta di esercito di invalide e isteriche. La letteratura è piena di esempi di donne le cui giornate erano cadenzate da svenimenti, lunghe ore trascorse a letto o sui divani di lussuosi salotti, oggetto di puntuali visite del medico di famiglia, che prescriveva riposo assoluto e molto spesso totale isolamento dal mondo esterno. Ad aggravare la situazione contribuì anche la tubercolosi, la cosiddetta 'peste bianca'[16].

Il fenomeno dell'invalidità femminile non derivava tanto dai problemi fisici delle donne, quanto dalle convinzioni della classe medica. Le mestruazioni, o la menopausa, erano considerate passaggi patologici dell'esistenza femminile. Una donna incinta era una malata e quindi doveva essere assistita dal medico e non dall'ostetrica. Per i medici di allora il mito della fragilità femminile aveva due obiettivi strettamente connessi: escludere le donne dalla professione medica e nello stesso tempo rendere le donne delle pazienti 'altamente qualificate' da cui trarre i loro guadagni.

È trascorso più di un secolo da allora. Per la medicina moderna le donne non sono più delle 'malate congenite', ma per certi versi il rapporto tra sistema sanitario e genere femminile non è molto cambiato. In particolare le donne della classe medio-alta sono ancora un target molto appetibile, per via della disponibilità economica, della poca consapevolezza del proprio potere procreativo e della convinzione che la gravidanza sia una malattia. Fattori che insieme costituiscono una miscela perfetta per lasciare il campo libero a un esasperato interventismo chirurgico e chimico.

Dunque, c'è da domandarsi se questo tipo di anestesia non rappresenti in qualche modo il 'cavallo di Troia' della medicina moderna, la quale, basando le sue procedure e le sue regole sul fatto che il corpo femminile è una 'macchina piena di difetti e imperfezioni'17, che la gravidanza è una malattia e il parto è soprattutto un evento che porta dolore e rischi, promette alle donne di aiutarle a superarlo in modo asettico e chirurgico: cioè di subirlo anziché viverlo pienamente da protagoniste.

In questo senso l'epidurale, se applicata indiscriminatamente, ci porta verso una 'società analgesica', invece che verso una 'società ecologica'. Ma mi chiedo: una società senza dolore non rischia forse di essere una società ignorante? Erodoto scriveva che «il dolore conduce alla conoscenza». L'epidurale potrà annullare il dolore, ma non c'e dubbio che contribuisca a far tacere il corpo, a separarlo dalla mente, confermando la superiorità della tecnologia sulla natura.

Gestire il dolore senza interventi chimici

Le tecniche per alleviare il dolore senza interventi chimici sono un modo per mutare il proprio livello di consapevolezza, per mettersi in uno stato che Michel Odent descrive come «trovarsi su un altro pianeta»[18]. Comunque ci si senta, non si tratta di 'distrarsi' dal dolore o di negarlo, ma di affrontarlo, essendo consapevoli dell'enorme potere del proprio corpo.

Va detto innanzitutto che non tutte le donne sperimentano il dolore durante il travaglio. E non bisogna fare grandi ricerche al riguardo. Nel mio piccolo, posso fare l'esempio della segretaria del mio dentista, che al suo primo parto ha dato alla luce due gemelli senza emettere un gemito. A parlare addirittura di parto orgasmico è Ina May Gaskin che nel suo libro *La gioia del parto* cita i racconti di alcune donne che descrivono «un senso di euforia simile al benessere associato al piacere sessuale»[19], sottolineando tuttavia «quanto raramente questo tipo di esperienza sia menzionata alle donne che si stanno preparando al parto»[20].

Quello del dolore è il tema forse più sentito e l'esperienza più temuta dalle donne in gravidanza. Ciò spiega il costante aumento del ricorso all'anestesia epidurale durante il parto in molti paesi occidentali. Non c'è dubbio: ormai molte future mamme non hanno la minima intenzione di partorire senza epidurale. Ma sarebbe forse interessante scoprire anche le possibili alternative, senza ideologie o senza aver paura di passare per patetiche fricchettone o obsolete figlie dei fiori.

Da Londra a Washington, da Parigi a Chicago, da Amsterdam a New York, da Berna a Wellington, da San Paolo a Montreal, in tutto il mondo nascono e operano associazioni di ostetriche che offrono alle donne sostegno e informazioni su tutte le più valide e sperimentate alternative al parto medicalizzato, con particolare attenzione al tema del dolore durante il travaglio. Un esempio? Un centro per la nascita americano ha coniato un nuovo termine, *aquadural*, che ovviamente non è un'iniezione d'acqua in vena o nella parte bassa della schiena, ma semplicemente un bagno caldo. Un'espressione un po' bizzarra? Forse, ma la dice lunga sulla creatività femminile.

Anche in Italia si sta affermando la convinzione della necessità di un approccio analgesico più naturale e meno invasivo. A partire dall'eliminazione di una serie di procedure standard che possono essere vissute come fastidi: l'obbligo della permanenza a letto, il digiuno, la mancanza di privacy, l'assenza dei familiari, le luci e i rumori troppo forti. Semplici misure di rispetto e di comfort purtroppo ancora poco diffuse, che possono comprendere anche il massaggio da parte del partner, l'aromaterapia, l'immersione in acqua tiepida, l'agopuntura e la continuità dell'assistenza e del supporto da parte dell'ostetrica.

Per scoprire e sfruttare al meglio le proprie risorse, ci si può anche aiutare con la 'visualizzazione focalizzata'. Si parte ascoltando il proprio respiro per aiutare a sentire di più il proprio corpo e le sue esigenze. Poi si cerca di visualizzare il bambino, immaginandolo nella pancia, mentre nuota sospeso nel liquido amniotico. Quando arriva la fase espulsiva e il dolore è molto intenso, tornare a quell'immagine aiuterà a superarlo. Per evitare di ricorrere ai farmaci sono utili alcuni esercizi che consentono di trovare insieme al partner le posizioni e i movimenti che alleviano il dolore delle contrazioni. La posizione accovacciata, con la schiena appoggiata a una parete e le piante dei piedi unite vicino alle natiche, aiuta a prepararsi alla sensazione della testa del bambino che spinge sul perineo, immaginandola come una noce di cocco che sta per cadere. Sono molto utili (li ho sperimentati personalmente con successo) anche gli esercizi di stretching.

Qualcuno penserà che si tratta di metodi all''acqua di rose' rispetto a una bella dose di epidurale. Non si vuole in alcun modo sottovalutare il dolore del parto (e lo dico con cognizione di causa): lo scopo è informare sulle possibili alternative e sulle nuove tecniche analgesiche che si stanno diffondendo con successo in molte parti del mondo.

L'hypnobirthing

Sviluppato negli Stati Uniti da Marie Mongan nel 1989, l'*hypnobirthing* prende le mosse dal lavoro di Grantly Dick-Read. L'*hypnobirthing* è una tecnica che punta a infondere nella futura mamma la fiducia nella capacità di far nascere il suo bambino, insegnandole a non avere paura e a lavorare in armonia con il processo della nascita, piuttosto che opporvisi.

Introdotto anche in Gran Bretagna, permette alle donne di contenere il dolore mediante esercizi di respirazione e rilassamento. Nei corsi d'*hypnobirthing*, dopo alcune sedute preparatorie a base di ipnosi e normali tecniche di rilassamento, s'impara ad assumere le posizioni più appropriate per autoindurre, con la concentrazione e i processi di visualizzazione, uno stato di tipo ipnotico che si pone tra il sonno e la veglia. La donna apprende a recuperare gli istinti materni naturali, permettendo al corpo, libero di tensioni e paure, di produrre sostanze rilassanti endogene come le endorfine, e di abbassare la produzione degli ormoni dello stress.

Hypnobirthing non significa essere in trance o addormentarsi: durante il travaglio è possibile interagire con gli altri e avere il totale controllo di se stesse e della situazione. Secondo le statistiche più aggiornate, durante il travaglio circa il 60% delle donne che praticano l'*hypnobirthing* non ha bisogno di antidolorifici, rispetto al 15% di quelle che seguono i metodi tradizionali, e il travaglio ha una durata media di sei ore, contro le circa nove ore delle altre partorienti. Con l'*hypnobirthing*, inoltre, la percentuale di ricorso all'epidurale scende dal 70% a poco più del 20%, l'induzione del travaglio è dimezzata (dal 40 al 20%), così come il ricorso al taglio cesareo (dal 32% al 17%)[21]. È importante sapere che l'obiettivo dell'*hypnobirthing* non è la totale assenza di dolore, anche se questa, come è stato dimostrato, in molti casi può verificarsi.

L'ipnosi

In Italia l'uso dell'ipnosi in ostetricia ha una storia di oltre quarant'anni: la prima applicazione di questo metodo al parto per opera di Giampiero Mosconi risale al 1957. Inizialmente questo procedimento fu interpretato come semplice sostituto dell'analgesia chimica, poi, con la graduale evoluzione della tecnica, l'obiettivo è passato dalla rimozione del sintomo doloroso alla capacità di un cambiamento globale teso a ridurre l'ansia e a influire sulla percezione del dolore.

Nei corsi di preparazione al parto con ipnosi la donna impara a conoscere e controllare il suo corpo, collaborando attivamente alla nascita del bambino. Il corso si svolge negli ultimi due mesi di gestazione e si articola in otto sedute singole o collettive (con un massimo di tre pazienti) di un'ora ciascuna a cadenza settimanale. Su questa che può essere definita come l'alternativa naturale all'epidurale, nel 2003 è uscito un interessante libro dal titolo *Partorire sognando*, curato da Giovanni Farano, psicoterapeuta e ostetrico-ginecologo, e Giovanna Colciaghi, psicologa e psicoterapeuta.

Dall'agopuntura all'idropuntura

Utilizzata da 2500 anni dalla medicina tradizionale cinese, l'agopuntura si è rivelata valida per curare molti disturbi (anche se in Italia non è ancora regolata da una legge) e alcuni ospedali l'hanno applicata con successo anche nel travaglio.

Un'équipe medica dell'Ospedale di Lecco ne ha sperimentato una variante, l'idropuntura, cioè l'infiltrazione sottocutanea d'acqua e cloruro di sodio nei punti dell'agopuntura. Il vantaggio di questo metodo è che non si applicano aghi, per cui la partoriente è libera di muoversi e assumere tutte le posizioni che desidera per assecondare le contrazioni. Il 30% delle donne che si sono sottoposte a questa tecnica hanno partorito senza alcun dolore. Il campione era composto da 42 partorienti, di cui 11 al secondo parto, 26 primipare e 3 precedentemente sottoposte a taglio cesareo; 30 pazienti hanno partorito per via vaginale (71,4%), 3 con cesareo (7,1%), 6 tramite la manovra di Kristeller (14,3%), negli altri 3 casi il parto si è concluso con l'uso della ventosa (11,9%)[22]. La ricerca ha inoltre evidenziato il ruolo positivo delle ostetriche, che sono state coinvolte con successo nella sperimentazione di questa nuova tecnica.

---

1. I.M. Gaskin, *op. cit.*, p. 178.
2. M. Odent, dagli atti del seminario 'Psiconeuroendocrinologia della gravidanza, del parto e del puerperio', Firenze, 1993.
3. P. Causa, *Il travaglio di parto in anestesia epidurale*, in *Atti del XVII congresso nazionale della Società Italia di Terapia Intensiva (SITI)*, Palermo, settembre 2003.
4. L. Mehl-Madrona, *Medical Risks of Epidural Anesthesia During Childbirth*, Tucson, Arizona.
5. American Pregnancy Association (APA), 2006. L'APA è un'organizzazione nazionale americana no profit che ha sede in Texas. Promuove la salute della gravidanza e del parto attraverso programmi di educazione, ricerca e appoggio legale e assicurativo.
6. E. Liberman e altri, *Change in fetal position during labor and their association with epidural analgesia*, 'Obstetrics & Gynecology', 105, 2005, pp. 974-982.
7. S.J. Buckley, *Healing Birth, Healing the Earth*, 'The Birthkit', newsletter di Midwifery Today, 36, 2002.
8. E. Liberman e altri, *op. cit.*, pp. 974-982.
9. Ministero della Salute, Sistema Informativo Sanitario, Cedap, anno 2004.
10. World Health Organization, *Appropriate technology for birth*, 'Lancet', 1985, pp. 436-437.
11. ANSA, 19 ottobre 2006.
12. ANSA, 17 maggio 2004.
13. S. Arms, *op. cit.*, p. 80.
14. I.M. Gaskin, *op. cit.*, p. 194.
15. S. Vegetti Finzi, *Ma non è come togliere un dente*, 'Io Donna', 11 novembre 2006, p. 40.
16. «Un'epidemia che colpiva gran parte della popolazione, ma soprattutto le donne, quelle giovani in particolare, con un'incidenza doppia rispetto a quella dei coetanei maschi. Nel 1865, ogni 100 donne di 20 anni, oltre cinque non arrivavano a 30 anni a causa della TBC, e più di otto morivano all'età di 50 anni. Ora sappiamo che la pesante percentuale di donne vittime della tubercolosi era dovuta ai cambiamenti ormonali legati alla pubertà e alla gravidanza»: B. Ehrenreich, D. English, *Complaints and Disorders, The Sexual Politics of Sikness*, The Feminist Press at The City University of New York, New York, 1973, p. 19.
17. I.M. Gaskin, *op. cit.*, p. 217.
18. M. Odent, *Birth Reborn*, Pantheon, New York, 1984.
19. I.M. Gaskin, *op. cit.*, p. 191.
20. I.M. Gaskin, *op. cit.*, p. 192.
21. I dati sull'*hypnobirthing* sono frutto di una ricerca negli USA dell'Hypnobirthing Institute di Epsom, New Hampshire, effettuata tra l'otto-

bre 2005 e il novembre 2006 su un campione di 497 parti negli Stati Uniti.
22. P. Greppi, L. Olivadoti, L. Fornaro, M.T. Pignari, E. Minelli, N. Natale, *L'analgesia in travaglio di parto: la idropuntura*, UO Ostetricia e Ginecologia dell' Ospedale A. Manzoni, Lecco. Emilio Minelli è coordinatore del corso di perfezionamento in agopuntura dell'OMS presso l'Università Statale di Milano.

L'acqua: un'amica delle donne

L'acqua aiuta la donna a lasciarsi andare e ad assecondare a un sano sviluppo degli istinti materni. Parte delle prime percezioni del bambino quando è ancora nella pancia sono dovute alla stimolazione del liquido amniotico sulle terminazioni nervose della pelle: è dalla pelle che il bambino riceve tutte le informazioni. Non è un caso che quando da adulti ci immergiamo nell'acqua proviamo un senso di benessere e di sicurezza, come se ritrovassimo sensazioni già sperimentate: le abbiamo provate nell'utero materno.

Indugiare in una vasca piena d'acqua calda può essere molto utile e piacevole durante i mesi dell'attesa, soprattutto quando il peso della pancia si fa sentire. Si tratta di un modo semplice per rilassarsi, trovare sollievo e concentrarsi su se stesse e sul proprio bambino. Si può aumentare il rilassamento con l'uso di oli essenziali (lavanda, rosa, camomilla, ylang-ylang, limone), che hanno proprietà idratanti e rinfrescanti, e rendere più piacevole la stanza da bagno arredandola con qualche pianta e con un registratore per ascoltare la musica preferita durante le immersioni.

L'acqua rende morbida ed elastica la pelle, stimola la circolazione e favorisce il sonno e la meditazione. Durante il bagno, inoltre, si entra più facilmente in contatto con il bambino quando è ancora nella pancia, favorendo fin dai primi mesi il *bonding*[1].

L'acqua durante il travaglio

Secondo i più recenti studi internazionali, i due 'farmaci' più potenti nel favorire la progressione del travaglio sono l'acqua e la solitudine. In questo contesto, entrare in contatto con l'elemento acqua riattiva quella parte del cervello che a sua volta mette in moto gli ormoni necessari al processo del travaglio: in particolare le endorfine, che hanno un forte effetto antidolorifico e facilitano il processo d'introspezione nella donna. Si tratta di ormoni che tendono a eliminare o allontanare gli stimoli esterni, ad abbassare quelli visivi e tutta la funzione comunicativa, la socialità, la comunicazione con l'esterno.

Immergersi in una vasca piena d'acqua durante il travaglio aiuta a mettersi in diretto contatto con la nostra parte più profonda, quella primitiva, istintiva, a porre in sordina la mente e la razionalità. Il contatto con l'acqua permette al corpo di trovare il suo ritmo naturale, favorisce il rilassamento e l'abbandono alle sensazioni più intime. Gli stimoli esterni sembrano lontani. Una donna che sta per partorire e non si sente osservata può lasciarsi andare più facilmente alle emozioni e agli umori.

Il nostro corpo, come dimostra l'evidenza scientifica, è in grado di avviare autonomamente quei meccanismi fisiologici che permettono di gestire il dolore del travaglio. Indugiare nell'acqua calda, lontano da sguardi e rumori esterni, galleggiando tra una contrazione e l'altra, è un modo utile per aumentare la produzione di endorfine, che raggiungono il loro massimo livello nello stato di meditazione, più facilmente raggiungibile quando si è immerse nell'acqua. L'acqua aiuta anche a risparmiare le energie. La mancanza di forza di gravità consente alla donna di affrontare meglio la fatica del travaglio: si sente leggera ed è più facile cambiare posizione seguendo il proprio istinto. Tra l'altro, stare nell'acqua riduce il fabbisogno di liquidi perché il corpo li assorbe direttamente attraverso la pelle.

Il parto in acqua

Il primo a sperimentare l'acqua nel parto fu, negli anni Sessanta, Igor Charkovskij, ricercatore e istruttore di nuoto sovietico[2]. Le sue ricerche lo portarono a capire che l'acqua rendeva più facile il parto e migliorava lo sviluppo del neonato. È dimostrato che i bambini nati in acqua sono meno disorientati e hanno una migliore percezione di se stessi. Inoltre, nascere in acqua evita il trauma della separazione dalla mamma, poiché le percezioni sensoriali sulla pelle riconducono il bambino al contatto con la madre.

Alla fine degli anni Sessanta, l'ostetrico francese Frédérick Leboyer, precursore della nascita dolce, fu il primo a immergere il neonato in un bagno caldo subito dopo il parto. Secondo Leboyer, per ogni bambino la nascita è sofferenza: partendo dall'osservazione dei gesti e delle espressioni di 'disperazione' dei neonati appena usciti dall'utero, sottolinea che «occorre fare per il bambino quel che si fa per la madre. O perlomeno provare», e «capire perché il neonato soffre tanto». Leboyer, ispirandosi alle tecniche orientali, ha rivoluzionato il mondo accademico soffermandosi sulla necessità di rendere il passaggio dal grembo materno al mondo esterno nel modo più dolce e facile possibile.

Un decennio più tardi, un altro medico ostetrico francese, Michel Odent, installò una vasca nel suo reparto di ostetricia dell'ospedale di Pithiviers per facilitare le varie fasi del travaglio con un significativo calo della percentuale di cesarei. Negli anni Ottanta l'uso delle vasche da parto si è diffusa in tutto il mondo.

Era la primavera del 1997 e aspettavo Sara. Volevo informarmi sulle varie tecniche di parto naturale e nel corso della mia ricerca trovai in libreria un manuale sul parto in acqua[3]. Rimasi subito affascinata dall'atmosfera d'intimità e dall'assenza di elementi traumatici che questa opzione poteva garantire alla coppia mamma-bambino. Quando mi misi in contatto con la mia ostetrica, scoprii che il suo centro forniva alle future mamme alcune vasche per il travaglio. In realtà, più che di vasche, si trattava di semplici tinozze in plastica, quelle generalmente usate per pigiare l'uva dopo la vendemmia. A qualcuno tutto ciò può forse sembrare bizzarro o eccentrico, ma a me parve del tutto normale. Ero curiosa ed eccitata di fronte all'idea di sperimentarla.

Anche se all'ottavo mese inoltrato non ero sicura di partorire in casa mia (non mi interessava una scelta ideologica, volevo che le cose seguissero il loro corso senza forzare nulla, lasciandomi aperte varie opzioni tra cui l'ospedale), l'idea di immergermi nell'acqua tiepida e farmi coccolare dalle piacevoli sensazioni che intuivo avrei provato durante il difficile momento del travaglio, mi attraeva e mi rassicurava. Fu così che una ventina di giorni prima della data presunta l'ostetrica ci diede l'indirizzo di una neo-mamma che aveva appena utilizzato la vasca per la nascita del suo terzogenito.

Mio marito e io partimmo alla volta di Capena, nella campagna romana. Restai piacevolmente colpita dalla serenità di quella famiglia. Lara allattava l'ultimo nato sul divano, mentre gli altri due pargoli giocavano in giardino con il papà. Tra un tè e una chiacchiera ebbi modo di raccontarle il mio percorso, i miei dubbi e i miei desideri. Lara, che aveva appena partorito in casa per la seconda volta, mi trasmise una grande tranquillità dandomi suggerimenti e consigli (oltre a varie tutine, bavaglini e scarpette, praticamente un corredino), tra cui quello di non dire a nessuno della nostra decisione di partorire a casa. «È meglio», disse, «altrimenti alle naturali ansie che accompagnano la gravidanza se ne aggiungono altre da parte di chi magari non capisce o non condivide questa scelta». Un consiglio che seguimmo e che si dimostrò utilissimo.

Al momento di caricare la tinozza in macchina, ci accorgemmo che all'esterno erano scritti con un grosso pennarello i nomi di tutti i bambini che vi erano nati, con le date di ogni lieto evento. Benedetto e io ci scambiammo uno sguardo d'intesa. Dopo aver rivolto un sorriso di gratitudine a Lara e ai suoi, ripartimmo con la tinozza, eccitati e speranzosi.

Per alcuni giorni la sistemammo in un angolo del salotto, coperta da un telo. Ogni volta che ci passavo davanti mi chiedevo quando sarebbe arrivato il momento di usarla, fantasticando sulle sensazioni che avrei provato entrandovi durante il travaglio. L'utilizzo della vasca si rivelò semplicissimo. Bastò collegare al rubinetto del bagno il lungo tubo di gomma che ci era stato dato insieme alla tinozza e riempirla, dopo averne pulito l'interno con l'Amuchina.

Sono trascorsi dieci anni da allora, ma è come se fosse ieri. Ricordo, con chiarezza ed emozione, le prime sensazioni entrando in acqua. Le contrazioni erano molto forti, non avevo la minima idea di che cosa sarebbe accaduto, non sapevo se il mio piccolo corpo sarebbe stato travolto dal dolore, e soprattutto che tipo di dolore avrei provato. Ma ero consapevole che sarei stata protagonista di un evento immensamente più grande di me. Sentivo istintivamente il bisogno di intimità, di concentrazione, che non dovevo distrarmi dal mio compito: far nascere Sara. Dovevo permettere al mio corpo di aprirsi.

L'acqua, come avevo letto, fu un elemento fondamentale per abbandonare la razionalità e permettermi di allontanare le paure e le immagini negative del parto che avrebbero altrimenti affollato la mia mente in quei difficili momenti. Mi sentivo protetta, forte, fiduciosa. Riuscivo a entrare in contatto con i miei bisogni più profondi e ad ascoltare i ritmi e i segnali del corpo. Per questi motivi, anche se poi per motivi contingenti Sara non nacque nella tinozza, il trascorrere quelle lunghe e difficili fasi del travaglio in acqua mi aiutò moltissimo.

E se la nascita della mia primogenita mi ha fatto capire gli effetti positivi dell'acqua sulla mamma, la nascita di Leonardo ha senza dubbio confermato gli innegabili effetti positivi sul bambino. Il mio secondo parto è stato, come spesso accade, molto più rapido: due ore e mezzo contro le sette del travaglio precedente. Una curiosità: quando nacque Sara, in pieno agosto, chiesi a Benedetto di aggiungere ripetutamente acqua calda. Leonardo è venuto alla luce in dicembre, ma stranamente l'acqua tiepida che mio marito aveva provveduto a immettere nella tinozza mi sembrò troppo calda. Rapidamente Benedetto versò parecchia acqua fredda, seguendo abbastanza stupito le mie indicazioni visto che sono una freddolosa patologica. Evidentemente il travaglio era così intenso che il mio corpo produceva un calore tale da aver bisogno di una temperatura molto più bassa.

Intanto Leonardo sembrava aver una gran fretta di uscire. Spingeva come un forsennato e io non avevo molta voglia di un lungo travaglio per una seconda volta (anche perché diciamolo, a 41 anni, anche se appena compiuti e tutto sommato ben portati, il fisico comincia ad avere qualche cedimento...). Pensavo: «Stavolta non ce la faccio a resistere tanto», cercavo di gestire il dolore cambiando spesso posizione nella vasca e respirando profondamente. Insomma, sia lui sia io eravamo d'accordo su una cosa: volevamo far presto. E ci siamo riusciti.

Mi ero così concentrata che a un tratto il parto ebbe una tale accelerazione che Valeria, l'ostetrica, rendendosi conto che il piccolo stava uscendo troppo rapidamente, mi esortò a fare un tipo di respirazione corta e molto accelerata, per evitare lacerazioni. Ero nella mia posizione preferita, carponi (come quando nacque Sara), aggrappata con le braccia al bordo della vasca. Ma a un certo punto l'ostetrica mi invitò a girarmi, «così lo vedi uscire», mi disse. Mi voltai e Leo, non contento di aver attraversato il canale del parto in tempo record, dopo un paio di spinte decise di tuffarsi letteralmente in acqua, approdando in un lampo sul fondo della tinozza. Eravamo esterrefatti. Benedetto e io fummo così sorpresi da quel tuffo improvviso che rimanemmo a guardarlo con gli occhi spalancati, senza parole. «Allora? Lo volete prendere questo bambino o no?», chiese, pragmatica, Valeria. Quell'invito ci riportò sulla terra. Ci chinammo verso di lui, Benedetto lo prese in braccio e lo fece riemergere, mettendomelo fra le braccia. Era piccolo, tutto coperto di vernice casearia. Dopo pochi attimi quell'esserino di 2 chili e 950 grammi mi lanciò uno sguardo vivace e attento, che Benedetto immortalò subito in una foto incredibile, così intensa che da sette anni campeggia nel nostro salotto.

Tenni il mio maschietto tra le braccia per qualche attimo, stretto a me. Poi uscii dalla vasca e mi sdraiai sul letto. Lo attaccai al seno: sembrava già molto interessato alla questione... Ma il bello doveva ancora venire. Quando Valeria dopo qualche minuto disse: «Benedetto, ora tocca a te», porgendogli le forbici per tagliare il cordone ombelicale, scoprimmo che... era già tagliato! Leo se l'era strappato da solo durante il suo 'tuffo'. Un evento piuttosto raro. A Valeria in vent'anni non era mai successo. Chiamò il neonatologo di sua fiducia, secondo la prassi consueta. Era lo stesso che aveva visitato Sara appena nata. Aspettando che arrivasse, ero tranquilla, vedevo Leo in piena salute. Il medico confermò la mia impressione. «Signora», mi disse, «lei ha fatto un bambino sanissimo. È in ottima forma». E spiegò che per il cordone ombelicale non c'era da preoccuparsi, perché la natura ha previsto anche quell'eventualità: quando il cordone si strappa da solo si attiva una sorta di valvola di sicurezza che fa interrompere il flusso di sangue dalla placenta al neonato, senza alcuna conseguenza sulle sue funzioni vitali. Tutto a posto, dunque. Ora potevamo pensare alle coccole e alla prima poppata del nostro piccolo nuotatore.

Tre anni fa sono stata a Copenaghen per seguire una conferenza internazionale di ostetriche organizzata da Midwifery Today, un'associazione americana che ha sede a Eugene, in Oregon. Nel corso delle varie sedute, ho avuto modo di seguire l'interessante intervento di una nota ostetrica tedesca, Cornelia Enning.

Cornelia assiste i parti in acqua dal 1975 e a suo avviso quella in acqua è l'unica modalità di parto che non necessita di alcuna assistenza, in quanto la mamma e il bambino interagiscono in un processo perfetto che culmina con la nascita. Rimasi molto colpita quando affermò che in tanti anni di esperienza le erano capitati solo un paio di casi di posizione podalica del feto e che i gemelli dovrebbero sempre nascere in acqua.

Indagando successivamente sull'argomento, ho scoperto per esempio che in un ospedale di Ostenda, in Belgio, esiste un reparto *ad hoc*, l'Aquatic Maternity Center, dove in 17 anni sono avvenuti 2500 parti in acqua (tra cui parti podalici e gemellari) senza che si siano verificati casi di infezioni o di mortalità neonatale. I vantaggi del parto in acqua per il bambino sono innumerevoli: il passaggio dall'utero al mondo esterno è molto più dolce e armonioso e non è necessario stimolare in modo invasivo la respirazione. Non è un caso che i bimbi appena nati in acqua difficilmente piangono e siano generalmente più calmi e attenti. Diminuisce inoltre la percentuale di infezioni post parto. I vantaggi si estendono naturalmente anche alla mamma: l'acqua può abbreviare la durata del travaglio ed evita le contrazioni da falso travaglio.

In Italia, le più importanti strutture pubbliche dove da alcuni anni viene praticato con successo il parto in acqua sono gli ospedali di Vipiteno (BZ)[4], Gavardo (BS)[5] e Poggibonsi (SI).

Esistono tuttavia alcune condizioni nelle quali il parto in acqua è rischioso, come disordini tiroidei, trombosi, preeclampsia[6] grave, presenza di meconio[7] nel fluido amniotico, malattie del fegato, herpes, infezioni, febbre. In assenza di queste patologie, il fatto che la donna non assuma antidolorifici, non sia sottoposta a interenti chirurgici e abbia maggiore libertà di movimento, contribuisce a farle scoprire la sua forza e la sua competenza, influenzando positivamente il rapporto con il bambino e tutta la sua vita futura.

L'acqua dopo il parto

Fare il bagno insieme al proprio bambino è un modo molto piacevole per passare del tempo insieme dopo la nascita. Alcuni pediatri sostengono che non bisogna fare il bagnetto al neonato prima che il moncone del cordone ombelicale sia caduto. Non è vero: ho passato molte ore nella vasca con i miei bambini nelle loro prime settimane di vita e il cordone si è cicatrizzato perfettamente.

Un elemento fondamentale del parto Leboyer è il bagno tiepido in cui il neonato viene immerso subito dopo il parto, prima di essere consegnato alla mamma. Per Leboyer, il neonato ha bisogno di tempo per abituarsi all'ambiente che lo accoglie dopo nove mesi trascorsi nell'utero, e l'acqua lo aiuta ad affrontare senza traumi questo difficile momento di passaggio. Anche Michel Odent è un fautore del bagnetto al neonato, ma suggerisce che sia prima dato alla madre, per permettergli di succhiare dal suo seno e immergerlo nell'acqua solo in un secondo momento; ed è il padre, non il medico, a occuparsi di questo rito, che avviene sotto lo sguardo della mamma creando da subito il contatto tra il piccolo e i genitori.

È importante essere in contatto con il bambino fin dall'inizio, per imparare a conoscerlo e a comprenderlo in tutte le sue manifestazioni. Non perdete la meravigliosa occasione di godervi una 'luna di bimbo'[8] in piena tranquillità, evitando di ricevere troppe visite, e trascorrete del tempo in acqua per giocare con lui, scoprendo e stimolando le sue reazioni. Insomma, i vantaggi dell'acqua proseguono anche dopo il parto. Ho visto un bambino di pochi giorni che era stato immerso in una piccola vasca verticale piena d'acqua: una posizione che diminuisce la perdita di temperatura del piccolo, favorisce i movimenti degli occhi e la focalizzazione sulla madre. Era impressionante osservare come il neonato, nonostante avesse poche ore di vita, fosse così reattivo rispetto agli spostamenti della madre: i suoi occhi non perdevano di vista neanche per un attimo l'oggetto della sua attenzione, la sua mamma.

L'acqua è fondamentale anche per diminuire lo stress. È dimostrato che i disturbi post traumatici che eventualmente si verificano al momento del parto possano essere risolti con trattamenti in acqua.

---

1. Termine inglese per indicare legame, attaccamento. Il *bonding* è un processo fisico, emozionale, ormonale e spirituale, di legame, di relazione e di accudimento tra madre, bambino e padre. Inizia nel periodo prenatale, si consolida alla nascita e continua per il primo anno di vita. Crea le basi per la futura relazione genitori-bambino e per tutte le relazioni sociali e affettive future. Le ricerche sugli animali (Harlow) hanno dimostrato che gli elementi del *bonding* sono importanti non solo per la sopravvivenza fisica, ma anche per tutto ciò che oggi chiamiamo 'salute emotiva'. Negli esseri umani il processo di attaccamento è stato studiato da Kennel e Klau, che definiscono il *bonding* come la relazione unica tra due individui, specifica e perseverante nel tempo. Subito dopo la nascita è necessario che madre, padre e bambino possano stare un po' di tempo insieme perché questo attaccamento si sviluppi.

2. J. Balaskas, Y. Gordon, *Manuale del parto in acqua*, Red Edizioni, Milano, 1992, p. 20.
3. J. Balaskas, Y. Gordon, *op. cit.*
4. Dal marzo 1997 a oggi oltre mille bambini sono nati con questa metodica, rappresentando oltre il 45% dei parti totali.
5. Nel 2003 i parti sono stati 757 per 761 nati; su 129 è stato applicato il taglio cesareo (17%); dei 628 parti vaginali, solo al 3% è stata necessaria l'applicazione di ventosa; il 23,2% dei parti è avvenuto in acqua.
6. La preeclampsia è una malattia caratterizzata da alti valori di pressione sanguigna, cefalea, visione offuscata e proteinuria, che interessa il 10-15% di donne nella loro prima gravidanza.
7. Il meconio è il materiale contenuto nell'intestino del feto. Presenta un colore bruno-verdastro, di consistenza vischiosa ed è emesso nei primi giorni di vita del bambino. È costituito dai prodotti delle secrezioni intestinali unitamente a cellule epiteliali intestinali desquamatesi e dal liquido amniotico ingerito durante il periodo prenatale.
8. Termine che indica il puerperio, cioè il periodo successivo al parto, fino a quando non tornano le mestruazioni.

Ogni donna è capace di partorire

Ogni donna sana è capace di partorire in modo naturale, deve solo esserne convinta. Molte donne, a differenza di quanto avveniva in passato, restano incinte perché lo vogliono e nel periodo della loro vita che ritengono più giusto. Si può insomma scegliere il momento in cui divenire mamme (in Italia ormai il maggior numero di parti sono di donne tra i 30 e i 39 anni[1]). Ma a questa libertà di scelta del 'quando', socialmente riconosciuta, non sempre corrisponde altrettanta libertà rispetto al 'come' e al 'dove'. Spesso anche per le donne più salutiste, quelle che prediligono cibi naturali e cure alternative come l'omeopatia, l'agopuntura e l'osteopatia, il parto è visto come una nube minacciosa più che un necessario e fruttuoso rito di passaggio da vivere serenamente. E le visite prenatali sono vissute come un'infinita ricerca di possibili patologie.

La gravidanza è una malattia?

In tutto il mondo le future mamme si preoccupano del dolore che proveranno durante il travaglio, si domandano se il bimbo sarà sano o se soffrirà durante il parto. Ma nel mondo occidentale hanno qualche preoccupazione in più: si chiedono «Il mio ginecologo sarà lì quando andrò in travaglio?», «Riuscirò a evitare interventi chirurgici?», «Quanto mi costerà l'assistenza medica?». In generale viene trasmesso un messaggio di ansia, forse anche perché i medici temono che la donna si aspetti sempre e comunque un esito 'perfetto' del parto, che magari potrebbe rivelarsi non così tranquillo come la paziente si attende. Perciò eccedono in allarmismi, in analisi, in ecografie[2]. Insomma, caricano la partoriente, anche la più serena e fiduciosa, di preoccupazioni e timori, rendendola insicura sulla possibilità di far nascere il proprio bambino senza interventi esterni, chimici o chirurgici.

Nel mondo occidentale si sta perdendo quella cultura della maternità come evento 'normale' che un tempo era trasmessa di madre in figlia, da nonna a nipote. L'attuale struttura familiare, per lo più costituita da padre, madre e figlio, impedisce di fatto che si alimenti quel tessuto fatto di conoscenze, consigli ed esperienze comuni, fondamentale per una donna che affronta la nascita di un figlio. La nostra è una società in cui il corpo, ciò che appare, ha la supremazia, ma nonostante questo la donna non è cosciente delle enormi potenzialità del suo corpo tanto celebrato e venerato. Non ha fiducia nelle sue capacità di adattarsi al fatto di avere dentro di sé un altro essere umano. Nella peggiore delle ipotesi non 'si sente', gira a vuoto alla ricerca di modelli imposti dai giornali, dalla tv, dal cinema, dalla moda.

Anche se molte star del cinema (da Demi Moore a Monica Bellucci) e della musica (come anche la *bad girl* Britney Spears e l'amica e collega Christina Aguilera) non rinunciano a posare nude con il pancione, la sensazione di vedere trasformare la propria immagine, con la pancia che si gonfia e il corpo che nel corso dei nove mesi si arrotonda, può anche essere vissuta in modo conflittuale.

La maternità, in una società che non la promuove e non la tutela, rischia di essere considerata un impaccio alla produttività e una limitazione della propria libertà. In questo senso, a 'remare contro' è anche la mancanza di strutture sociali e assistenziali che invece permetterebbero a molte mamme di evitare la stressante e a volte drammatica scelta tra lavoro e famiglia. Bisognerebbe al contrario valorizzare e promuovere la maternità come espressione dell'immenso potere delle donne: quello di avviare dentro di sé un profondo cambiamento, una rivoluzione personale che poi possa riflettersi in tutta la società. Quello che voglio dire è che la maternità rende tutto possibile. Basta pensare a come nasce una vita. Un incidente? Un caso? Un semplice incontro tra uno spermatozoo e un ovulo? Comunque la si pensi, all'origine della vita c'è un mistero, un universo dai meccanismi perfetti. La procreazione può dare la possibilità di uscire dal labirinto dei propri egoismi, infrangendo regole e comportamenti fino a quel momento considerati irrinunciabili. Il pianto di un figlio ti strappa da ogni occupazione, da ogni esigenza, fisica e psicologica. Rinunci anche a mangiare, ti alzi di notte stravolta, quando tuo figlio piange. E sei felice. Ma non è solo una questione di 'volontà', la natura è furba.

Durante il puerperio entra in circolo la prolattina, l'ormone che stimola la produzione di latte. Una sostanza naturale che fa entrare la madre in una dimensione che definirei irreale, rendendola quasi indifferente rispetto a tutto ciò che non riguarda la cura del proprio figlio. Valeria, l'ostetrica che ha seguito i miei due parti, la definisce ironicamente l'ormone 'beota'. È difficile concentrarsi su un articolo di giornale, sostenere una conversazione, pensare a tutto ciò che prima del parto era così importante: il lavoro, la vita di relazione, il confronto con il mondo esterno. La prolattina ti fa andare avanti e indietro davanti alla culla, attendere pazientemente che tuo figlio, ancora uno sconosciuto, si addormenti, per poi aspettare con impazienza che si risvegli per vederne il sorriso. Ti fa venire un'improvvisa paura di guidare e ti ritrovi per la prima volta a rispettare pedissequamente il codice della strada... perché sul sedile posteriore c'è lui, il tuo bambino.

Scrive Suzanne Arms: «Da ricerche antropologiche, è emerso che la maggiore differenza tra le donne d'oggi e le nostre antenate è che nelle culture tribali le donne non soffrivano di sfiducia o di paura del corpo e nel naturale processo della nascita. Culture nelle quali non c'era la convinzione che la vita fosse immune da disagi o dal dolore. La società moderna, al contrario, è tutta tesa a evitare il dolore, persino la morte. La paura è la normale risposta allo sconosciuto. L'attuale tendenza a voler 'gestire' la nascita è l'antitesi della fiducia nel corpo e della normalità della nascita» [3].

La donna che partorisce è considerata una paziente, un essere umano che come per magia, dopo aver autonomamente nutrito e protetto il proprio bimbo per nove mesi, perde improvvisamente la sua competenza di madre e, per non mettere in pericolo se stessa e il neonato, deve seguire, anche in assenza di patologie, procedure e indicazioni stabilite da una prassi sanitaria consolidata e, quindi, 'certamente più sicura'. Le strutture opedaliere hanno il grande merito di aver diminuito i pericoli per mamma e neonato nei parti a rischio, ma troppo spesso, per prudenza o routine, si tende ad applicare procedure sanitarie anche in casi in cui non sono affatto necessarie.

Ecco un esempio: la donna è in casa, le sono cominciate le doglie, a intervalli più o meno regolari. Comincia a respirare come le è stato insegnato al corso di preparazione al parto. L'ambiente in cui si muove è quello casalingo, magari ha accanto al marito, la madre o un'amica che la sostengono. Quando il dolore aumenta, o si rompono le acque, si decide di andare in ospedale e lì la donna diventa automaticamente una 'malata'. Le viene applicata la cintura per il monitoraggio elettronico del feto: nonostante il dolore delle contrazioni, deve stare immobile e controllare sul monitor se il battito cardiaco del suo bambino è regolare. Ora tutta l'attenzione è automaticamente rivolta all'apparecchio elettronico, la donna passa in secondo piano.

Spesso il travaglio subisce un rallentamento non appena la donna entra in ospedale. Non è un caso. Secondo il biologo olandese Cornelis Naaktegeboren, si tratta della semplice conseguenza del fatto che, pensate un po', anche la donna è un mammifero! I mammiferi hanno infatti un riflesso ancestrale che in caso di pericolo li porta a sospendere il processo del parto anche quando è già cominciato: se non si sentono sicuri, il loro corpo attiva dei meccanismi ormonali che bloccano il travaglio, per riprenderlo solo quando si sentono in una situazione protetta.

In mancanza di contrazioni il parto può ritardare in maniera eccessiva, con rischi per il feto e per la madre. Generalmente il personale medico decide allora di intervenire somministrando l'ossitocina sintetica per indurre il parto. Una donna con una gravidanza senza problemi può così avere un'interruzione del travaglio perché il suo corpo risponde istintivamente a un segnale di pericolo, generato dal trovarsi in un ambiente asettico, circondata da persone estranee: competenti, sì, ma pur sempre estranee. A quel punto la donna, non potendo contraddire la sua volontà di partorire in una struttura sicura, non ascolta l'allarme rosso che il suo corpo le sta inviando e paradossalmente si affida alle intrusioni chimiche e chirurgiche decise dalle stesse persone che hanno scatenato quel senso di pericolo. Per essere più espliciti, pensate a come vi sentireste se nel bel mezzo di un amplesso arrivassero improvvisamente medici e infermiere a dirvi cosa dovete fare, in che modo e con quali ritmi. Ma di questo parleremo più avanti.

Avere fiducia nella saggezza del proprio corpo

Ebbene sì, le donne sono mammiferi e in quanto tali seguono l'istinto. In realtà sarebbe meglio dire 'dovrebbero seguire' l'istinto. Il problema è proprio lì: distolte e deconcentrate dalla loro naturale capacità di nutrire, proteggere e dare alla luce i bambini che crescono nelle loro pance, avendo perduto la loro 'competenza', sono sempre meno capaci di ascoltare quei segnali fondamentali per attivare e sviluppare appieno i meccanismi ormonali e fisiologici preposti alla gravidanza e al parto.

Un esempio per tutti: la posizione da assumere durante il travaglio e il parto. Se lasciata libera nei movimenti, senza flebo nel braccio e staccata dal monitoraggio elettronico del feto che la costringe a letto, una donna in travaglio tende naturalmente a stare in piedi, a camminare, a mettersi carponi, accovacciata, sdraiata su un fianco, a dondolare ritmicamente il bacino, a trascorrere del tempo in una vasca piena d'acqua tiepida. La posizione supina è stata introdotta, come abbiamo detto, nel XVIII secolo per agevolare il lavoro dei ginecologi, armati di forcipi e strumenti chirurgici al fine di 'facilitare' l'uscita dei neonati dai corpi passivi delle loro madri. Ma non bisogna essere laureati in medicina per capire che spingere stando sdraiate sulla schiena non sfrutta la forza di gravità, che stando in piedi o accovacciate aiuterebbe la progressione del bambino facilitando il parto.

Durante il travaglio, che può essere anche lungo (ma spesso nelle cliniche e negli ospedali la durata la decide il personale medico), è possibile sentire la necessità di bere o mangiare. Nei reparti maternità questo generalmente non è permesso. La motivazione? Le procedure standard vietano alla partoriente l'introduzione di cibi e bevande per evitare di rimettere liquidi o solidi e inalarli nei polmoni nel caso di anestesia generale prima di un eventuale taglio cesareo. Restrizioni che, come è stato dimostrato[4], non garantiscono uno stomaco completamente svuotato. Bere e mangiare sono necessità fisiologiche, utili per ridare alla partoriente le energie necessarie per affrontare il travaglio, evento che richiede un'enorme quantità di energia. Inoltre, una severa restrizione di cibo e bevande può portare alla disidratazione e alla chetosi[5].

---

1. In questa fascia d'età i parti rappresentano il 51,56% del totale, rispetto al 43,51% della fascia 20-29 anni (ministero della Salute, Sistema Informativo Sanitario, Cedap anno 2004).
2. Secondo i dati del ministero della Salute (2004), mentre il protocollo nazionale raccomanda al massimo tre ecografie in caso di gravidanze fisiologiche, ben il 78,8% delle donne supera questo limite, con un ulteriore incremento rispetto al dato già elevato del 1999-2000 (75,3%). Aumenta anche la percentuale di donne che ha fatto sette o più ecografie (dal 23,8% nel 1999-2000 al 29,0% nel 2004-2005).
3. S. Arms, *op. cit.*, p. 24.
4. Ricerca realizzata nel 1997 da un gruppo di studio del Department of Reproductive Health and Research (RHR, network di ricerca e di educazione all'interno dell'ONU) diffusa dall'Organizzazione Mondiale della Sanità.

5. Accumulo nell'organismo di composti detti chetoni. È caratteristica del digiuno prolungato, di malattie quali il diabete e l'alcolismo. Quando nell'organismo non si riescono più a metabolizzare gli zuccheri, si passa alla demolizione delle proteine, per ottenere energia. L'eccesso di proteine provoca la liberazione di grassi nel sangue, aumento di colesterolo, azotemia e della creatinina. Il fegato non riesce a metabolizzare del tutto le proteine, e nel sangue si ha una eccessiva quantità di corpi chetonici, che possono arrivare a indurre il coma.

Il parto cesareo

La tecnologia non è né buona né cattiva. Dipende da come viene usata. Gli aerei possono essere usati per andare a trovare i propri familiari, o per sganciare bombe su donne e bambini[1].

Marsden Wagner

Il taglio cesareo può salvare la vita di una donna e di un bambino, ma non sempre è così. Trattandosi di un intervento chirurgico, infatti, comporta una serie di rischi che non vanno sottovalutati. Secondo l'ICAN (International Cesarean Awareness Network), il rischio per una donna di morire in seguito a un parto cesareo è basso, ma è ancora piuttosto alto rispetto al parto vaginale[2].

Dati in Italia e nel mondo: una pandemia

Nel 1970 i parti cesarei negli Stati Uniti rappresentavano il 5,5% del totale delle nascite, nel 2003 la percentuale è salita al 27,6%, nel 2004 al 29,1%[3]. In sostanza, ogni anno in Nord America circa 1 milione di donne incinte sono sottoposte al cesareo, mentre alcune ricerche hanno dimostrato che la metà di esse potrebbero evitarlo. Un'epidemia cominciata nel 1996[4], nonostante il recente allarme della Coalition for Improvement Services, secondo cui le donne sottoposte a cesareo hanno un rischio di morte quattro volte superiore rispetto a quelle che partoriscono per via vaginale[5].

In Francia si è passati dal 10,8% di parti cesarei nel 1981, al 20,2% nel 2003[6]. Secondo uno studio effettuato tra il 1996 e il 2000 su 10 244 donne, il rischio di morte materna *post partum* è 3,6 volte maggiore nel caso di parto cesareo rispetto al parto vaginale. Il cesareo era associato a un aumento significativo del rischio di mortalità materna dovuta a complicazioni dell'anestesia, a infezione puerperale o trombosi; non sono state invece riscontrate rilevanti differenze per quanto riguarda il rischio di morte materna per emorragia *post partum*[7].

In Gran Bretagna le donne che partoriscono in modo naturale sono divenute una minoranza. Secondo un rapporto del ministero della Salute britannico relativo al biennio 2001-2002, solo il 45% delle neomamme ha avuto un travaglio e un parto spontanei, rispetto al 53% negli anni 1998-1999[8]. I parti cesarei negli ultimi vent'anni sono più che raddoppiati, passando dal 9% nel 1980 al 22,3% nel biennio 2001-2002. Molto spesso a richiedere il cesareo sono le stesse partorienti, che lo considerano un modo indolore per mettere al mondo i figli.

Per questo nel 2004 il National Institute for Clinical Excellence (Istituto Nazionale per l'Eccellenza Clinica, NICE) ha esortato i medici del sistema sanitario pubblico a non accettare automaticamente le richieste di parto cesareo da parte delle donne e a offrire loro la possibilità di parlare della propria scelta con una figura professionale, anche per conoscere tutti i rischi legati a un'eventuale operazione (formazione di emboli, lesioni alla vescica, il bisogno di ulteriori operazioni dopo l'intervento per la madre e possibili problemi respiratori per il bambino). I motivi per cercare di ridurre i parti cesarei non sono soltanto medici: secondo il NICE, quel 7% di cesarei richiesti non per motivi medici, ma per evitare i dolori del parto o per pianificare la nascita, costa alla sanità pubblica inglese tra 16,5 milioni e 22,5 milioni di euro l'anno.

Anche in Germania si discute sulla recente impennata di cesarei. Alcuni ricercatori dell'ospedale universitario Ludwig-Maximilians di Monaco hanno messo in guardia sul rischio di allergie per i bambini nati chirurgicamente. La ricerca, effettuata su 855 bambini, ha tra l'altro confermato che i batteri intestinali sono importanti nello sviluppo delle risposte immunitarie. Le circostanze legate ai cesarei possono alterare o ritardare la normale colonizzazione dei batteri negli intestini dei neonati. Mentre la colonizzazione dei piccoli nati per via vaginale è influenzata dalla flora vaginale, intestinale e perianale della madre, i bimbi nati con cesareo sono colonizzati dai batteri dell'ambiente ospedaliero[10].

Percentuale di parti con taglio cesareo nei paesi dell'Unione Europea, negli Stati Uniti e in Canada – 1999-2003

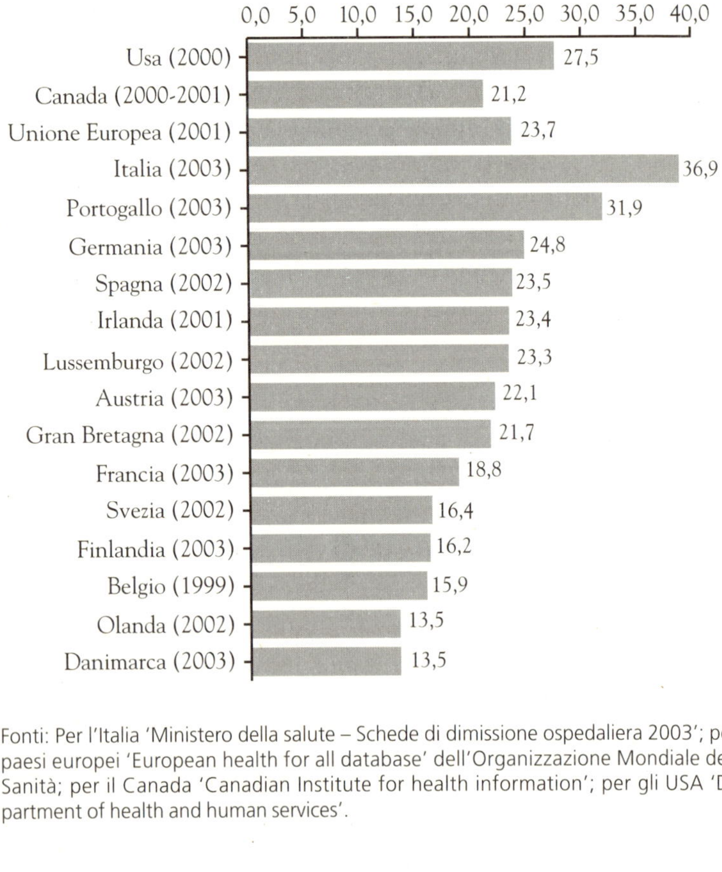

Fonti: Per l'Italia 'Ministero della salute – Schede di dimissione ospedaliera 2003'; per i paesi europei 'European health for all database' dell'Organizzazione Mondiale della Sanità; per il Canada 'Canadian Institute for health information'; per gli USA 'Department of health and human services'.

E l'Italia? Non solo è riuscita a stare al passo, ma addirittura a superare il colosso statunitense, triplicando i cesarei negli ultimi vent'anni [11]. Il nostro non solo è uno dei paesi con il più basso tasso di natalità (da 1 milione di nuovi nati nel 1960 a 569 000 nel 2005 [12]), ma ha anche un altro triste primato: con il 36,4% [13] è il paese industrializzato con il più alto numero di cesarei [14]. E pensare che in Italia fino alla fine degli anni Sessanta la percentuale di cesarei era del 5% [15].

Il ricorso al cesareo è diffusissimo, soprattutto nelle strutture private [16], nonostante che in Italia ci sia un tasso di mortalità infantile molto basso [17]. I corsi di preparazione al parto rappresentano uno dei 'fattori di protezione' rispetto alla possibilità di essere sottoposte a un cesareo: nel 2004-2005 lo ha subito solo il 27,6% delle donne che avevano frequentato un corso, contro il 41,5% di quante non vi avevano partecipato. Peccato che, come ha rilevato uno studio dell'Istituto Superiore di Sanità [18], in Italia solo tre donne su dieci seguano questi corsi.

Il boom di cesarei riguarda soprattutto le regioni meridionali, dove, secondo i dati Istat, i cesarei sono passati dal 34,8% dei parti totali nel 1999-2000 al 45,4% nel 2004-2005. A detenere il record è la Campania con il 59% (nel 2001 il tasso era del 54,04%) [19]. È come dire che le donne napoletane hanno più difficoltà a partorire in modo naturale di quelle che vivono in Valle d'Aosta, dove la percentuale scende al 19,6%. In Basilicata il tasso di cesarei sale al 48,6%, in Sicilia al 46,7%, in Puglia al 46,5%. Nell'Italia centrale siamo al 40,6% in Abruzzo e al 40,1% in Lazio, le Marche sono al 34,8%, mentre la percentuale scende drasticamente in Toscana (24,9%) e in Emilia Romagna (27,4%).

La percentuale dei cesarei aumenta con l'età materna: 30% tra i 20 e i 25 anni, 32% tra i 25 e i 30, 33,5% tra i 30 e i 40 e 44% tra i 40 e i 45. È stupefacente il risultato di uno studio condotto nel 2003 dall'ASSR (Agenzia per i Servizi Sanitari e Regionali), secondo cui nel 49,4% dei casi sulle schede di dimissione non è

Percentuale di parti cesarei per regione e struttura ospedaliera

		casa di cura		
regione	pubblico	accreditata	privata	totale
Piemonte	30,3	53,1	90,9	30,8
Valle d'Aosta	19,6	–	–	19,6
Lombardia	26,7	33,4	80,7	27,4
Prov. Auton. Trento	28,7	–	–	28,7
Veneto	27,2	–	–	27,2
Friuli Venezia Giulia	23,6	18,5	–	23,2
Liguria	33,0	–	–	33,0
Emilia Romagna	27,1	51,9	–	27,4
Toscana	24,7	42,4	45,5	24,9
Umbria	31,0	–	–	31,0
Marche	34,8	34,6	–	34,8
Lazio	38,0	43,3	72,5	40,1
Abruzzo	40,1	58,5	–	40,6
Campania	49,9	69,5	76,3	57,0
Puglia	46,2	48,3	–	46,5
Basilicata	48,6	–	–	48,6
Sicilia	45,5	72,3	–	46,7
Sardegna	38,5	39,7	–	38,7
Totale	**33,8**	**57,2**	**74,1**	**36,4**

Fonte: Ministero della Salute – Sistema Informativo Sanitario – Cedap – Anno 2004.

indicato il motivo del cesareo: ben 12 regioni presentano una percentuale di questa 'non diagnosi' superiore al 70%.

In Italia, come già detto, la maggior parte dei cesarei è praticata nelle cliniche private[20], e questo soprattutto nelle regioni meridionali, specie nel caso di donne che hanno avuto un precedente cesareo.

Il caso del Brasile merita particolare attenzione: secondo un'indagine del 2005 il 70% dei parti cesarei avviene nelle cliniche private, contro il 20-30% degli ospedali[21]. A gettare una luce inquietante sul legame tra cesarei e interessi economici è quello che è avvenuto dopo la recente decisione del governo di equiparare i rimborsi per il parto cesareo a quelli per il parto vaginale, per cui le cliniche e i ginecologi percepiscono la stessa somma in entrambi i casi: con il risultato che il numero di cesarei è letteralmente crollato. Sarà un caso? Commentando un'inchiesta pubblicata da 'Panorama' nel 2002 in cui si affermava che Napoli deteneva il record mondiale di cesarei, il segretario regionale dell'Associazione dei Ginecologi Ospedalieri Italiani, Riccardo Arienzo, denunciò: «Il ministero della Salute paga circa un milione di lire in più il parto cesareo rispetto a quello naturale e alcune assicurazioni rimborsano solo quello. Ovviamente la cosa ha maggior peso per le cliniche private, dove fare un figlio può costare anche svariati milioni. Soldi che possono raddrizzare bilanci traballanti»[23].

Ma Roma non è da meno: comparando i dati dell'Agenzia di Sanità Pubblica della Regione Lazio del 2003 con quelli del 2006 e del primo trimestre 2007, è evidente un costante aumento di cesarei in questi ultimi tre anni. La struttura con la più alta percentuale è Quisisana, passato dal 78,1% nel 2003 all'86,9% nel 2006, con una leggera flessione nel primo trimestre del 2007 (79,7%); seguono Villa Europa all'Eur, passata dal 76,2% nel 2003 all'81,8% nei primi tre mesi del 2007, Mater Dei (dal 68,8% all'87,2%), Salvator Mundi (dal 71,4% all'83,3% del 2006) e Villa Flaminia (dal 66,4% al 79,2%). Per quanto riguarda gli ospedali, in testa troviamo il Policlinico Umberto I (dal 54,3% al 55,3% nel 2006, al 53,8% nel primo trimestre 2007) e il San Giacomo, dove il tasso è balzato dal 37% nel 2003 al 57,8% del primo trimestre 2007.

Non è poi da sottovalutare la paura di eventuali cause legali. In uno scenario in cui in Italia ogni giorno muoiono 'per errore' da un minimo di 40 persone a un massimo di 140, oltre ai circa 320 000 pazienti danneggiati dalle cure[24], vanno considerati i dati relativi alle sale parto: un ginecologo su cinque ha almeno un contenzioso legale con qualche sua paziente, per un totale di circa 150 000 tra denunce e richieste di risarcimento danni e 12 000 cause civili. La cifra dei risarcimenti richiesti è di 2,5 miliardi di euro, a cui vanno aggiunti 260 milioni di euro per il prolungamento delle degenze in ospedale[25].

Una delle patologie neonatali per le quali viene praticato il cesareo è la paralisi cerebrale, le cui cause nella maggior parte dei casi sono ancora sconosciute. Una ricerca condotta in tredici aree geografiche dell'Europa ha stimato nel periodo 1980-1990 che ne soffrano 2,08 bambini ogni 1000 nati vivi[26]. Tuttavia è stato dimostrato che negli ultimi quarant'anni, e cioè in coincidenza con l'aumento costante dei cesarei, nei paesi occidentali il tasso di questa patologia è rimasto costante. Anzi, negli ultimi decenni c'è stato un modesto incremento[27].

Negli ospedali del Nord America la maggior parte delle nascite avviene tra le 9 e le 17 e la maggior parte dei parti cesarei d'urgenza avviene dal lunedì al venerdì[28]: un dato che dimostra chiaramente che l'induzione del travaglio viene decisa soprattutto per la comodità dei ginecologi e della struttura ospedaliera. Inoltre è stato calcolato che aumentando i parti assistiti dalle ostetriche, che come dimostrato consentono una drastica diminuzione del monitoraggio fetale e dei parti cesarei, gli USA risparmierebbero da 13 a 20 miliardi di dollari l'anno. Un cambiamento di rotta difficile, visto l'interesse dei ginecologi americani a mantenere il loro status professionale ed economico (secondo un'indagine sulle tasse pagate dalla categoria nel 2002, il guadagno medio di un ginecologo è di 250 000 dollari l'anno).

---

1. M. Wagner, *Technology in Birth: First Do Not Harm*, 'Midwifery Today', 22 gennaio 2005. Mardsen Wagner, medico ed epidemiologo perinatale californiano, ha lavorato per l'OMS per 15 anni, è autore di oltre 130 ricerche scientifiche, pubblicato 14 libri tradotti in tutto il mondo, tra i quali *La macchina del parto*, Red edizioni.
2. Morte materna con cesareo 4 su 10 000, con parto vaginale 1 su 10 000, con cesareo programmato 2 su 10 000: dati dell'International Cesarean Awareness Network (ICAN), California. L'ICAN è un'organizzazione no profit fondata nel 1982 da Esther Booth Zorn con l'obiettivo di promuovere la salute della donna e del bambino evitando i cesarei non necessari at-

traverso campagne di informazione e promuovendo il parto vaginale dopo il cesareo (VBAC).
3. Dati dell'ICAN.
4. 'National Vital Statistics Reports (NVSR)', 53, 2004. Secondo la ricerca, i cesarei negli USA sono diminuiti fra la fine degli anni Ottanta e la metà degli anni Novanta, ma sono in continua crescita dal 1996.
5. Coalition for Improving Maternity Services (CIMS), *Cesarean Section quadruples the risk of maternal death*, 1 ottobre 2003. Secondo lo studio americano con il cesareo muoiono 36 donne su 100 000, con il parto vaginale 9 su 100 000. Una differenza attribuibile all'intervento chirurgico in sé, non alle complicazioni che possono aver portato alla necessità del cesareo. Gli autori della ricerca hanno calcolato che ogni anno negli USA muoiono 135 donne per le conseguenze di un intervento chirurgico non necessario. Inoltre, la differenza tra il tasso di mortalità dovuto al cesareo e quello dovuto al parto vaginale sarebbe molto più ampia di quanto appaia, in quanto le statistiche rilevano solo le morti avvenute entro un anno dal parto, mentre alcuni decessi legati alle conseguenze del cesareo possono avvenire successivamente.
6. Blondel, Supernant, du Mazaubruc, Bréart, *La salute perinatale nella Francia metropolitana tra il 1995 e il 2003*, 'Journal de Gynécologie, Obstétrique et Biologie de la Reproduction', 2006, 35, pp. 373-87.
7. C. Deneux-Tharaux, E. Carmona, M.H. Bouvier-Colle, G. Bréart, *Postpartum Maternal Mortality and Cesarean Delivery*, Institut National de la Santé e de la Recherche Medical, Unité Mixte de Recherche S149, Institut Federatif de la Recherche 69, Epidemilogical Research Unit on Perinatal and Women's Health, Hopital Tenon, Paris; Université Pierre e Marie Curie, Paris.
8. ANSA, 20 maggio 2003.
9. ANSA, 28 aprile 2004.
10. 'The Guardian', 21 ottobre 2004.
11. Atti del convegno internazionale *Donna, bambino e gravidanza*, organizzato dal CNR a Roma, maggio 2001.
12. Relazione illustrativa del disegno di legge sulla tutela dei diritti della partoriente, la promozione del parto fisiologico e la salvaguardia della salute del neonato, approvato dal consiglio dei ministri il 19 ottobre 2006.
13. Ministero della Salute, Sistema Informativo Sanitario, Cedap anno 2004.
14. Il record assoluto è della Cina con il 50% di cesarei.
15. A. Scian, A.N. Regalia, *Valutazione della qualità dell'assistenza in sala parto e contenimento del tasso dei tagli cesarei: l'esperienza dell'Ospedale di Monza*, Clinica Ostetrico Ginecologica Ospedale S. Gerardo di Monza, Università degli Studi di Milano-Bicocca, 2002.

16. Dati Istat 2004-2005: nelle strutture private i cesarei rappresentano il 56,9% contro il 33,3% delle strutture pubbliche.
17. I nati totali registrati nel 2004 dalle anagrafi comunali sono 562 599, quelli rilevati attraverso il certificato di assistenza al parto (Cedap) 480 820, pari all'85% del totale, con un tasso di natimortalità di 3,15 su mille. La codifica delle cause di morte dei neonati sembra essere difficoltosa anche perché il referto dell'esame autoptico è reso noto dopo i dieci giorni previsti per la compilazione del Cedap. Nel 2004 solo per il 25,5% dei 1415 bambini nati morti è stata indicata la causa del decesso, nel 63% dei casi il motivo non viene indicato e nel 12% viene indicata una causa errata o incompatibile per sesso e/o età. Fonte: Ministero della Salute, Sistema Informativo Sanitario, Cedap anno 2004.
18. Lo studio dell'Istituto Superiore di Sanità è del 2003 ed è stato coordinato da Michele Gandolfo, in collaborazione con 60 ASL di 15 regioni e province autonome intervistando 7000 donne a un anno dal parto.
19. Dati dell'Agenzia per i Servizi Sanitari Regionali (ASSR) riferiti al 2001.
20. Convegno internazionale su *Donna, bambino e gravidanza*, organizzato dal CNR a Roma, maggio 2001.
21. K. Hopkins ed E. Amaral, *The Role of Nonclinical Factors in Cesarean Section Rates in Brazil*, Population Research Center, Austin University, Austin, Texas, 2005.
22. ASP (Agenzia di Sanità Pubblica Regione Lazio). Secondo dati recenti, nel 2006 il tasso di cesarei nel Lazio era del 44%, contro il 42,7% del 2005.
23. ANSA, 21 febbraio 2002.
24. Dati forniti dagli anestesisti dell'AAROI (Associazione Anestesisti e Rianimatori Ospedalieri Italiani) e citati in Margherita De Bac, *Novanta morti al giorno per gli errori della Sanità*, 'Corriere della Sera', 18 settembre 2004, p. 16.
25. Dati resi noti da Mario Casagrande, presidente dell'Associazione Ostetrici e Ginecologi Ospedalieri Italiani (AOGOI), nel corso di un incontro a Roma su 'Il malessere in sala parto', svoltosi il 10 ottobre 2003. Secondo i calcoli, un medico in 20 anni di attività ha una probabilità dell'80% di ricevere un avviso di garanzia, arrivando a un costo complessivo del fenomeno di 10 miliardi di euro, cioè circa l'1% del prodotto interno lordo (ANSA, 21 novembre 2003).
26. C. Cans, P. Guillem, *Prevalence and characteristics of children with cerebral palsy in Europe*, 'Developmental Medicine and Child Neurology', 44, 9, 2002, pp. 633-640.
27. N. Paneth, T. Hong, S. Korzeniewski, *The descriptive epidemiology of cerebral palsy*, 'Clinics in Perinatology', 33, 2006, pp. 251-67.
28. M. Wagner, *Technology in Birth: First Do not Harm*, Midwifery Today, 22 gennaio 2005.

I rischi del parto cesareo

Riguardo alle strategie per evitare il ricorso all'intervento chirurgico, è di grande interesse un'analisi della Cochrane Library, la maggiore fonte sui dati relativi all'assistenza sanitaria nel mondo. L'indagine ha coinvolto 13 000 donne inglesi e ha dimostrato che «il sostegno femminile è la migliore garanzia di una nascita naturale». In particolare, le partorienti che avevano avuto il continuo supporto da parte di una *doula*[1] durante il travaglio hanno avuto bisogno di minori dosi di anestetici e antidolorifici e sono state sottoposte a un numero inferiore di episiotomie e di tagli cesarei.

Ancora più interessante è il risultato di uno studio svolto nell'Ospedale di Assisi nel 1999 e pubblicato dal 'Journal of the American Medical Association' sulla 'ipertensione da camice bianco', vale a dire il rialzo della pressione che molti pazienti subiscono alla vista dei medici. Questo rialzo di pressione di natura emotiva risulta all'origine di molti tagli cesarei non necessari. Secondo la ricerca spesso i medici scambiano i fugaci sbalzi di pressione per ipertensione arteriosa e somministrano farmaci antipertensivi che riducono le contrazioni uterine e obbligano quindi all'uso del bisturi[2].

Una ricerca dell'università di Aberdeen (Scozia) ha monitorato per 17 anni (dal 1980 al 1997) 25 000 donne al primo parto, dimostrando che il cesareo riduce la possibilità di avere altri figli (66,9% contro il 73,9% di chi partorisce in modo naturale) e che dopo un cesareo si raddoppia inoltre il rischio di gravidanze extrauterine e di aborti spontanei[3].

Successivamente i ricercatori del Center for Disease Control and Prevention di Atlanta (USA) hanno pubblicato uno studio, condotto su oltre 5 milioni di parti avvenuti tra il 1998 e il 2001, dimostrando come, se a livello di statistica di mortalità perinatale non c'è motivo di elevato allarme (con il cesareo il tasso di mortalità era di 1,77 morti su 1000 nati contro lo 0,62 per 1000 nati del parto vaginale), il problema è soprattutto il mancato travaglio. Infatti il travaglio è doloroso per la madre, ma di grande aiuto per il bambino, in quanto la compressione che questo subisce nel canale vaginale stimola la produzione di ormoni che aiutano l'attività respiratoria, causando lo svuotamento dei polmoni dal fluido che rende difficile il primo respiro, con una diminuzione dei rischi legati alle difficoltà respiratorie del neonato.

La stampa lancia regolarmente allarmi sull'eccessivo ricorso al taglio cesareo, ma con scarsi risultati. Molti ginecologi sostengono che sono le donne a volerlo, e non sempre hanno torto, anche se in realtà la maggioranza delle donne italiane preferisce il parto spontaneo: 9 donne su 10 tra quelle che hanno partorito spontaneamente e 8 su 10 tra quelle sottoposte al cesareo vogliono evitare l'intervento chirurgico[4].

Il problema è che 4 donne su 10 non ricevono un'informazione sufficiente sul loro stato, e per il 50% le opinioni della partoriente non sono prese in considerazione. Non solo: il 60% dei parti al Sud avviene senza il consenso della donna alle prestazioni durante il parto o sulla posizione da assumere[5].

Mentre in Italia stiamo ancora aspettando un'attenzione maggiore delle istituzioni rispetto alla 'epidemia' di cesarei, nel 2004 il governo britannico ha esortato i medici del sistema sanitario pubblico a non accettare automaticamente le richieste di partorire con il taglio cesareo avanzate dalle future mamme, e questo nonostante che negli ultimi trent'anni in Inghilterra i cesarei siano cresciuti 'solo' dal 10 al 22%[6]. L'epidemia però tende a coinvolgere tutto il mondo sviluppato: nella lontana Australia si è passati dal 19% nel 1993 al 27% nel 2002 e in Irlanda dal 1991 al 2000 i cesarei sono quasi raddoppiati, passando dall'11% al 21,3%[7].

1. La *doula* è un' educatrice prenatale, figura professionale nata negli Stati Uniti (dove ne sono attive 35 000), che assiste, affiancando l'opera del personale sanitario, la neomamma prima, durante e dopo il parto.
2. 'L'Espresso', 11 novembre 1999.
3. Jill Mollison ha coordinato un gruppo di ricercatori del dipartimento della salute pubblica presso l'università di Aberdeen, in Scozia, e del dipartimento di ostetricia e ginecologia del reparto maternità dell'ospedale di Aberdeen. I risultati della ricerca sono stati pubblicati sul 'Times' e sul 'Guardian' il 2 agosto 2005.
4. Studio condotto nel 2003 in 23 ospedali, coordinato dall'Istituto Superiore di Sanità e pubblicato dalla rivista 'Birth' (ANSA, 15 luglio 2003).
5. Atti del convegno organizzato dalla consulta nazionale infanzia e adolescenza dei Democratici di sinistra sulle politiche della nascita, 12 maggio 2003.
6. Rapporto del ministero della Sanità britannico (maggio 2003), secondo cui nel biennio 2001-2002 solo il 45% delle neomamme aveva avuto travaglio e parto spontanei. La ricerca ha inoltre evidenziato un'impennata dei cesarei, passati dal 9% nel 1980 al 22,3% tra il 2001 e il 2002. Secondo Peter Bowen Simpkins, vicepresidente del Royal College of Obstreticians, la diminuzione di parti naturali è da attribuire anche alla carenza di medici esperti, visto che spesso le donne in travaglio vengono affidate a dottori giovani che intervengono prima del tempo per evitare l'insorgenza di complicazioni (ANSA, 20 maggio 2003).
7. *Report of Perinatal Statistics for 2000*, Economic and Social Research Institute (ESRI).

Avere gli strumenti per decidere

Quando abdichiamo alla nostra responsabilità di scegliere
fra due alternative in base a ciò che riteniamo più giusto,
rinunciamo anche alla possibilità
di determinare la qualità della società in cui noi,
e i nostri figli, dobbiamo vivere[1].
Sheila Kitzinger

La nascita è un evento che dovrebbe coinvolgere tutti, mamme, papà, medici e istituzioni. Per le donne il parto è un importante rito di passaggio capace di renderle forti, potenti. Ma l'inizio di una nuova vita ha conseguenze che vanno ben al di là del solo ruolo materno e non bisognerebbe sottovalutare l'impatto delle modalità con cui vengono alla luce i nostri bambini.

Informarsi, informarsi, informarsi

Come partorire? La donna dovrebbe essere aiutata a decidere in piena consapevolezza. Ma, dato che ciò spesso non avviene, è importante informarsi e soprattutto ascoltare i bisogni più profondi, per non precludersi una possibile scelta più mirata, alternativa alla routine ospedaliera.

Per me è stato così: partita con entusiasmo, ma anche con una certa confusione rispetto a ciò che mi attendeva, fin dall'inizio della gravidanza ho cercato di capire come desideravo viverla e che cosa veramente volevo al momento del parto, senza eccessive paure e senza fidarmi troppo dei luoghi comuni che circondano l'universo della nascita.

Una delle prime domande che mi sono posta è stata: «Non sono mai stata ricoverata in vita mia. Perché dovrei farlo ora che non mi sono mai sentita così bene?» Durante il mio percorso ho capito l'importanza dell'essere informata sui vari aspetti, fisici e psicologici, legati a quest'evento che trasforma profondamente la vita di ogni donna. Sinceramente trovo sconcertanti certi racconti di amiche e conoscenti incinte o neomamme: quanta ignoranza nei confronti del proprio corpo, delle proprie potenzialità, del proprio 'potere'! La mia reazione di fronte a questo atteggiamento è sempre la stessa: non riesco a non chiedermi come possa una donna non voler vivere fino in fondo un'esperienza così unica, come possa farsi da parte delegando ad altri le decisioni, anche le più importanti, sulla propria vita e su quella del proprio figlio, rendendosi passiva rispetto a qualcosa che solo le donne sono in grado di fare, dare la vita. Una delle risposte è la paura di non farcela da sole.

Cercare, selezionare e valutare la miriade d'informazioni disponibili sull'argomento nelle tante pubblicazioni in materia o navigando in Internet, può aiutare ad avere una maggiore conoscenza del complesso processo della gestazione e della nascita e a evitare di arrivare sprovvedute e con l'ansia al momento del parto.

Le nostre mamme e nonne non potevano contare sull'aiuto di ecografie, amniocentesi e della miriade di analisi cliniche (alcune delle quali a volte inutili) di cui oggi disponiamo, né del vasto materiale reperibile sull'argomento. Ma sicuramente potevano contare su un substrato emotivo e culturale basato sui racconti e sulla preziosa esperienza che si tramandava all'interno della famiglia, di generazione in generazione.

Mi capita spesso di parlare con donne che aspettano un bambino. La cosa che mi colpisce di più è una sorta di paradossale indolenza rispetto alla gravidanza. Anche se la maggior parte di loro sono rimaste incinte perché lo volevano, sembrano come catapultate in una realtà sconosciuta di cui intravedono a malapena i contorni. A volte la preoccupazione principale è la gestione delle nausee e della stanchezza, i disturbi che spesso caratterizzano i primi mesi di gravidanza. Per la scelta del luogo del parto si affidano ciecamente ai ginecologi o ai racconti di amiche o conoscenti con figli (racconti che a volte servono solo a spaventarle e ad agitarle), accettando forse con troppa leggerezza i loro consigli, come se il fatto di essere incinte facesse loro perdere competenza e capacità di giudizio.

Qualche anno fa un'amica mi disse che avrebbe voluto avere il secondo figlio senza taglio cesareo, che invece era stato necessario per il primo. «Qual è il problema?», le chiesi, ricordandole che dopo un cesareo si può avere un parto vaginale. «Ma sai», rispose, «il mio ginecologo dice che se faccio un secondo figlio devo rifare il cesareo». «Allora cambia ginecologo!», obiettai. «Ma vado da lui da dieci anni...»

Pochi mesi dopo mi confessò: «Sai, ti ho pensato molto, mi sono ricordata quello che mi avevi detto. Mi imbarazza dirtelo, ma ho rifatto il cesareo...». Molte donne sono convinte che dopo un parto cesareo non si possa partorire per via vaginale. Una convinzione basata sul 'sentito dire' o spesso influenzata dall'establishment medico, ma che i dati smentiscono. Nel 1997 negli Stati Uniti, dove il parto è ipermedicalizzato (un quarto delle donne partoriscono con il taglio cesareo e la percentuale di episiotomia è del 95%), il tasso di parti vaginali dopo un cesareo, assistiti dalle ostetriche, è stato del 68,9% contro la media nazionale del 24,9%[2]. Ma evidentemente la mia amica questo non lo sapeva.

Il racconto di Anne

Del tutto diverso è invece il racconto di Anne.

«Il mio primo figlio è nato con un cesareo. I medici mi avevano detto che la sua testa era troppo grande e la mia pressione troppo alta. Mi ci sono voluti otto anni per superare la paura di un altro taglio cesareo: mi rendevo conto che se volevo un altro bambino dovevo sottopormi di nuovo all'operazione. I medici volevano ripetere l'intervento anche per il mio secondo figlio, perché non facevano parti vaginali dopo un cesareo. Poi conobbi un gruppo di ostetriche. Al sesto mese di gravidanza mio marito e io cominciammo a leggere tutti i libri possibili sul parto, ma furono le ostetriche a insegnarci ciò che i libri non dicevano. E con la loro guida, mio marito e io facemmo nascere in casa un sanissimo bambino di 4 chili. Ora sapevo quanto il parto in casa fosse meraviglioso. Non passò molto tempo che nacque il mio terzo figlio. E due anni dopo abbiamo avuto il quarto bambino, sempre facendolo nascere in casa. Ora ho quattro bambini meravigliosi. Se avessi dato retta ai medici e mi fossi sottoposta a un altro cesareo con il secondo figlio, non avrei certamente avuto altri bambini, non avrei potuto affrontare altri interventi chirurgici. Sono molto grata alle ostetriche che mi hanno seguito: a loro devo tre dei miei quattro bambini.»

Con questo non voglio dire che tutte le donne dovrebbero fare quattro figli, ma semplicemente che una maggiore informazione permetterebbe più facilmente di soddisfare i propri bisogni più profondi.

Il concetto di responsabilità

Potrò sembrare ripetitiva, ma sarebbe bene evitare di avviarsi verso l'evento del parto senza i necessari strumenti di conoscenza, senza un'informazione adeguata sul proprio corpo e sulle eventuali procedure a cui si può andare incontro.

Molte donne dopo aver letto il test di gravidanza si affidano direttamente al ginecologo, magari consigliato dalla madre o da un'amica, tenendo in considerazione più la sua fama che il rapporto personale, di fiducia, che possono instaurare con lui. Come se l'aspetto psicologico nel difficile percorso che porta alla nascita di un bambino e alla propria trasformazione da figlia a madre fosse secondario.

Dai 'professionisti della nascita' dovremmo esigere molto più di una semplice lista di indicazioni sulla dieta da seguire e sulle analisi da fare in gravidanza. Da molti racconti che ho raccolto emerge invece una sorta di rassegnazione rispetto alla mancata risposta alle aspettative più profonde, rassegnazione che spesso sfocia in delusione e rabbia. Tutti sentimenti che, come per incanto, vengono puntualmente rimossi dalla gioia immensa di trovarsi dopo nove mesi di fronte a quel frugoletto tanto atteso e desiderato.

Anche la donna più ansiosa e dolorante, che magari non ha avuto dalla struttura a cui si era affidata il necessario supporto durante il parto, si trasforma improvvisamente nella donna più felice al mondo: il bambino è lì, davanti a lei. Magari la neomamma è appena stata sottoposta a un'induzione del parto non necessaria, a un cesareo non indispensabile, a una dolorosa episiotomia[3], ma nulla più conta quando ha il suo bimbo tra le braccia. Tuttavia questa gioia non è un buon motivo per abdicare alla propria capacità di valutazione e di scelta, per rinunciare a essere le vere protagoniste del proprio parto.

La natura è saggia, ha perfezionato le sue 'armi' nel corso di migliaia di anni: forse dovremmo ascoltarla di più, darle maggior credito. La nascita è e resterà un grande e meraviglioso mistero, ma se continueremo ad assistere a questo miracolo passivamente, senza porci domande su che cosa vogliamo veramente per noi e i nostri figli, perderemo una grande occasione di crescita. Se cercassimo di educare i nostri interlocutori a una maggiore sensibilità nei confronti dei nostri bisogni, migliorerebbe non solo la qualità del loro approccio, ma anche la qualità del rapporto medico-paziente.

Leilah McCracken, giornalista freelance e scrittrice canadese, nonché madre di sei figli, da molti anni mette il suo talento al servizio della causa del parto naturale, contro la medicalizzazione della nascita. Autrice del libro *Resexualizing Childbirth* (Ridare sessualità al parto, 2000), la McCracken in un articolo pubblicato nel 1998, *Rape of the Twentieth Century* (Stupro del XX secolo) paragona provocatoriamente il taglio cesareo a una violenza a cui la donna viene sottoposta non per necessità oggettive, ma perché non riesce ad adeguarsi ai ritmi imposti dalle strutture mediche: «I cesarei vengono fatti per un gran numero di ragioni, la maggior parte delle quali legate all'impazienza del personale ospedaliero. La mancata progressione è la più comune e la più esasperante: quando cioè la cervice di una donna non si dilata secondo l'idea preconcetta che l'ospedale ha dello svolgimento del travaglio, e si fa pressione su di lei esigendo che questo avvenga. Se non si dilata, viene minacciata con l'operazione. Naturalmente, in uno scenario così minaccioso e stressante, il suo corpo non si aprirà alla nascita; se il bebè non può essere espulso tramite l'ossitocina sintetica, questo compito verrà eseguito tramite incisione ostetrica».

In un altro passaggio del libro, Leilah McCracken fa un accorato appello alle donne: «Non vi aspettare che gli altri rispettino e amino le nostre nascite e i nostri corpi se siamo noi stesse a non credere che siano sacri. Mi si spezza il cuore pensando che le donne abbiano ancora bisogno di essere convinte che essere tagliate durante il parto sia di per sé una cosa sbagliata. Per favore donne, rivendicate la nascita per voi stesse. Essa vi appartiene».

Il luogo del parto

Secondo l'ultimo rapporto Cedap[4], nel 2004 in Italia l'88% dei parti è avvenuto in strutture pubbliche, l'11,5% in case di cura private e solo lo 0,17% in casa. Succede ancora troppo spesso che la futura mamma affidi ad altri la gestione del suo corpo e del suo stato psicologico, e che concentri tutta la sua attenzione sul luogo del parto, sulla scelta dell'ospedale o della clinica.

Ogni donna ha il diritto di scegliere dove partorire e di essere sostenuta nella sua scelta, ma c'è la tendenza a essere rassicurate solo dalla buona fama di questa o quella struttura, come se un buon parto dipendesse solo da ciò. Peccato, perché se approfondissero l'indagine e le proprie conoscenze, molte scoprirebbero magari che un ospedale o una clinica è giudicata ottima in alcuni casi e pessima in altri e che esistono altre opzioni.

Molto dipende anche dalla fortuna: dall'orario in cui si è ricoverate, dal medico (i primari spesso si assentano per seguire seminari e convegni, o semplicemente per il week-end) e dall'ostetrica di turno. Ma dipende anche dalle aspettative di ognuna. È ovvio che chi, per esempio, vive il parto come qualcosa che la spaventa (secondo un sondaggio l'80% delle donne lo considera un 'trauma') o come un 'passaggio obbligato' da rendere innocuo e senza incognite, è meglio che opti per una struttura pubblica o una casa di cura privata (come se lì non ci fossero rischi o incognite!), dove tutto è delegato alla competenza professionale degli operatori sanitari.

Nonostante sia felice di aver partorito in casa i miei due figli, non sono mai stata un'integralista o una sostenitrice a oltranza del parto a domicilio. Devo confessare che il motivo fondamentale per cui ho cominciato ad avere dei dubbi sul parto medicalizzato che mi veniva proposto è stata semplicemente la paura dell'ospedale. Ebbene sì: per quanto possa sembrare paradossale, pensavo che in assenza di patologie ci volesse più coraggio a partorire in ospedale o in clinica che a casa. Sarà anche perché, come giornalista dell'ANSA, mi è spesso capitato di imbattermi in notizie di malasanità legate al parto.

Ma non è necessario essere giornalisti per rendersi conto della gravità della situazione: basta sfogliare i giornali con attenzione per leggere di madri morte tragicamente e a volte inspiegabilmente dopo la nascita dei loro figli, di neonati deceduti per negligenza o vittime di lesioni cerebrali permanenti, diagnosi errate, medici che non si erano accorti di malformazioni facilmente diagnosticabili, casi di infezioni batteriche o virali nei reparti di maternità o di neonatologia e così via. Una volta lessi persino di un neonato rimasto ferito dopo essere caduto dall'incubatrice dell'Ospedale Figlie di San Camillo, a Roma[5]: i medici e gli infermieri si difesero dicendo che il piccolo, figlio di una coppia di rumeni, era «caduto da solo, passando per l'oblò»! Per non parlare del neonato morto in seguito alle ustioni riportate nell'incubatrice in un ospedale di Benevento[6], di una neonata giudicata morta al momento del parto mentre invece non lo era[7] o del piccolo Davide, al quale sono state amputate per errore due dita di un piede mentre gli veniva tagliato il cordone ombelicale[8]. Per non parlare di pazienti con malattie infettive, compreso l'AIDS, sistemate nello stesso reparto della clinica Mangiagalli di Milano in cui erano ricoverate donne che avevano appena subito un taglio cesareo[9].

Ovviamente, ogni volta tutto ciò comporta indagini della magistratura, sequestri di cartelle cliniche, autopsie, esposti e denunce da parte di genitori e parenti disperati, oltre a pesanti richieste di risarcimenti per mancata assistenza o per omicidio colposo. Ma non vorrei dilungarmi ulteriormente su questo triste argomento: per raccontare le centinaia di casi di questo tipo ci vorrebbe un libro a parte[10].

Tornando a me, devo ammettere che fino all'ultimo non sapevo se avrei partorito tra le mura domestiche, in ospedale o in una rinomata clinica convenzionata a pochi metri da casa. Mi ero lasciate aperte molte possibilità, tra le quali anche quella di far nascere mia figlia al Fatebenefratelli, nel centro di Roma, dove avevo conosciuto un ginecologo che mi aveva ispirato molta fiducia. Insomma, questo libro non ha lo scopo di convincere qualcuno. Il punto fondamentale è avere la libertà di scegliere tra le alternative possibili, ma per poterlo fare occorre sapere quali sono queste alternative.

Il 'piano per il parto'

Se si sceglie l'ospedale o la clinica come luoghi per partorire, è meglio non ascoltare chi si prodiga in consigli come: «Non programmare in anticipo», o: «È meglio non aspettarti nulla, altrimenti rischi di rimanere delusa». Se anche quando andiamo a fare acquisti al supermercato prepariamo la lista della spesa, se prima di un viaggio in macchina annotiamo le tappe del tragitto, perché non prepararci adeguatamente a un'esperienza complessa e delicata come la nascita del nostro bambino?

Il 'piano per il parto', consigliato dalle ostetriche dei paesi anglosassoni, consiste in una breve lista da redigere assieme al ginecologo e/o all'ostetrica per indicare con chiarezza come vorremmo che avvenga la nascita del nostro bambino, partecipare in modo attivo all'evento ed evitare possibili fraintendimenti. Il problema è ancora quello della responsabilità e del controllo di un evento che gli operatori sanitari a volte considerano di loro esclusiva competenza, considerando la donna come un 'contenitore'. Ecco un esempio di domande da porsi e da discutere con il proprio medico, per chiarire dubbi o incertezze:

- Chi chiamerò quando comincia il travaglio?
- Sarò in grado di bere o mangiare durante il travaglio?
- Camminerò, starò seduta o resterò a letto durante il travaglio?
- Dove si svolgono il travaglio e il parto? (sala parto, sala travaglio ecc.)
- Potrò ascoltare musica?
- Come sarà l'illuminazione?
- Potrò usare una macchina fotografica o una videocamera?
- Qual è la procedura relativa al clistere?
- Dovrò sottopormi alla rasatura del pube?
- Useranno antidolorifici, e se sì, quali?
- Qual è la routine per la cateterizzazione?
- Qual è la routine per l'induzione al parto con l'ossitocina?
- Che tipo di monitoraggio fetale useranno?
- Potrò assumere le posizioni che voglio durante il travaglio?
- Qual è la 'linea' della struttura riguardo all'episiotomia?
- Qual è la 'linea' della struttura riguardo al forcipe?
- Se ho già avuto un taglio cesareo, voglio ripeterlo o preferisco il parto vaginale?
- Il bambino mi verrà dato subito dopo la nascita? Dopo quanto potrò allattarlo? E ogni quanto?
- Riceverò supporto in caso di difficoltà di allattamento?

- Dopo quanto tempo gli verrà tagliato il cordone ombelicale?
- Il mio partner può restare con me durante il travaglio e il parto?
- Dopo quanti giorni potrò lasciare la struttura?
- Quali sono le procedure mediche *post partum*?
- Chi potrò chiamare in caso di bisogno una volta a casa?

Normalmente gli ospedali e le cliniche adottano una procedura standard, per cui il vostro piano potrebbe 'disturbare' l'ordine prestabilito. È meglio quindi discuterne in anticipo con il ginecologo e l'ostetrica, cercando di comunicare quanto la soddisfazione dei vostri bisogni e desideri sia importante per voi e per il vostro bambino, mantenendovi comunque disponibili a eventuali cambiamenti in caso di imprevisti.

---

1. Sheila Kitzinger è una nota antropologa inglese, docente all'università di Edimburgo. Conoscitrice dei problemi della maternità, ha pubblicato numerosi libri tradotti in tutto il mondo.
2. J. van Olphen-Fehr, *op. cit.*, p. 2.
3. Incisione nei tessuti e nei muscoli del perineo, tra la vagina e l'ano, effettuata per accelerare il parto agevolando la fuoriuscita del bambino. In Italia nel 2001 sono state praticate 238 324 episiotomie su un totale di 340 464 parti vaginali (rilevazioni Istituto Superiore di Sanità e Istat), con una percentuale del 70%, rispetto alle raccomandazioni dell'OMS che danno un limite tra il 10 e il 15%. Oltre 220 000 italiane hanno subito un intervento inutile con conseguenze sulla sessualità e sulla continenza urinaria. Secondo una ricerca condotta nel 2005 dal centro per gli studi sulla salute delle donne dell'università del North Carolina pubblicata sul 'Journal of American Medical Association', rivista dei medici USA, su tutti i dati e gli studi sull'episiotomia condotti dal 1950 al 2004 con riferimento agli effetti dell'intervento, le episiotomie andrebbero sospese in blocco e riservate solo ai casi di emergenza in cui la vita del neonato è ad alto rischio. Le donne sottoposte alla procedura hanno evidenziato una maggiore propensione alla rottura dei tessuti circostanti l'incisione, la necessità di più punti di sutura, un aumento dei dolori durante i rapporti sessuali per mesi successivi al parto e un incremento del 50% dell'incontinenza urinaria e fecale fino a cinque anni dopo la nascita dei bambini (ANSA, 4 maggio 2005).

4. Il 'Rapporto Cedap' nasce dall'analisi dei dati rilevati attraverso il flusso informativo del certificato di assistenza al parto, istituito nel 2001 per rilevare i dati di sanità pubblica e statistici di base relativi agli eventi di nascita, alla natimortalità e ai nati affetti da malformazioni. Il rapporto è curato dall'ufficio di direzione statistica della direzione generale del sistema informativo del ministero della Salute.
5. ANSA, 10 marzo 2001.
6. ANSA, 19 marzo 1999. Le indagini della magistratura rivelarono poi che l'anno di costruzione dell'incubatrice risaliva al 1971 e che era ormai fuori produzione e fuori mercato.
7. Il caso si verificò al San Camillo Forlanini di Roma (ANSA, 21 maggio 1997).
8. ANSA, 26 agosto 1996, l'incidente è avvenuto presso l'Istituto pediatrico Gaslini di Genova.
9. ANSA, 10 dicembre 1997.
10. Non è un modo di dire, ma una realtà: il numero di notizie di cronaca sconvolgenti di cui conservo documentazione è talmente alto da avermi indotto per brevità a citarne solo una minima parte.

Alcune esperienze pilota

Durante le mie ricerche ho avuto la fortuna e l'onore di conoscere alcuni esperti del settore, che da molti anni si dedicano a promuovere in tutto il mondo una concezione più naturale e meno medicalizzata del parto. Ecco le loro testimonianze.

Ina May Gaskin, da hippy a guru del parto naturale

Ho scoperto Ina May Gaskin leggendo *La gioia del parto*, uscito in Italia nel 2004[1]. Mi ha subito colpito l'approccio semplice e concreto della sua ricerca, basata sull'esperienza vissuta nel centro nascita The Farm, una fattoria-comunità da lei fondata nel 1971 a Summertown, nel Tennessee, dove su 2200 bambini, il 96% è nato senza assistenza medica. Per me è stato un vero onore conoscere personalmente Ina May, una donna che con passione e senso dell'umorismo dedica la sua vita ad aiutare le altre donne a credere nella loro capacità procreativa, a convincerle che il parto non deve essere necessariamente un trauma, ma può diventare anche una fonte di piacere e di estasi.

Con il suo sorriso e la sua innata ironia mi ha subito contagiata, coinvolta. Nelle sue conferenze in giro per il mondo, sempre affollatissime, Ina May Gaskin parla spesso della diffusa tendenza delle donne a vergognarsi del proprio corpo. «Perché vergognarsi del luogo da dove escono i bambini?», chiede Ina May, la quale a questo proposito fa un esempio evidente: quello di un'antichissima scultura raffigurante un'enorme vulva, tenuta nascosta in un sotterraneo di un grande museo americano, segno evidente dell'imbarazzo nei confronti di questa parte del corpo femminile.

«La vagina è un organo molto particolare, come il pene. Solo che non si vede...», sostiene Ina May, secondo la quale «per gli uomini è difficile capire come funziona il corpo femminile» e il potere di una donna durante il travaglio e il parto «aumenta o diminuisce a seconda di cosa le succede intorno».

Ina May Gaskin non ha mai frequentato scuole di ostetricia ufficiali, ma ha ricevuto il diploma di ostetrica *ad honorem* grazie alla sua lunga e proficua esperienza sul campo. Nel 1975 ha pubblicato *Spiritual Midwifery* (Ostetricia spirituale), uno dei primi libri sull'arte ostetrica pubblicati negli Stati Uniti e tradotto in diverse lingue. A lei si deve l'invenzione e la sperimentazione della 'manovra di Gaskin', usata nei casi di distocia di spalla del feto[2] e ufficialmente riconosciuta dal mondo dell'ostetricia, la prima manovra a prendere il nome di un'ostetrica. Dal 1982 porta avanti il Safe Motherhood Quilt Project (Progetto trapunta maternità sicura), che consiste nella costruzione di una trapunta realizzata per ricordare le donne statunitensi morte per cause legate alla gravidanza e per pubblicizzare la necessità di una legislazione che s'impegni sul sottovalutato problema delle morti materne. Ognuno dei quadrati che compongono la trapunta è dedicato a una donna morta e ho sentito Ina May presentarla in un incontro internazionale raccontando con composta malinconia le loro storie e sottolineando i danni provocati da alcuni nuovi farmaci e da procedure introdotte negli ultimi anni negli Stati Uniti. Una nazione nella quale, a differenza della maggior parte dei paesi benestanti, dal 1982 non c'è stata una significativa diminuzione nella percentuale delle morti materne[3].

Tra gli argomenti che mi hanno colpito e affascinato negli scritti e negli interventi di Ina May c'è la sua 'legge dello sfintere', basata sul concetto che gli sfinteri (la vescica, il retto, la cervice e la vagina) funzionano meglio nell'intimità, lontano da sguardi estranei: in altre parole «non obbediscono a discorsi e comandi», ma sono influenzati dalle emozioni. Questo spiegherebbe come mai nelle culture tradizionali, non medicalizzate come quella occidentale, le donne abbiano generalmente parti più facili. Come defecare nella solitudine del proprio bagno è molto meglio che di fronte a qualcuno, magari un estraneo, entrato improvvisamente a disturbarci durante un atto tanto intimo, così funziona la vagina: si apre o si chiude a seconda dell'ambiente circostante, del grado d'intimità delle persone che assistono, della presenza o meno di fattori inibitori. Non a caso la percentuale di tagli cesarei a The Farm è così bassa (1,4% rispetto al 24,4% del Nord America).

Avendo assistito ad alcuni interventi di questa guru della nascita naturale, ho approfittato dell'occasione per rivolgerle alcune domande.

Esiste un rapporto tra dolore e accettazione del proprio corpo?

«La donna che ha molta vergogna del suo corpo, e in particolare delle parti adibite alla riproduzione, soffre di più, non si apre. La mente e le emozioni sono fondamentali. La donna che accetta il suo corpo come parte della Creazione, come qualcosa di bello, può letteralmente sbocciare come un fiore. Può dare alla luce il suo bambino nella gioia e nel piacere, qualcosa di cui non si parla. Per questo dico sempre alle gestanti di non odiare il proprio corpo.»

Qual è il principio ispiratore della 'legge dello sfintere'?

«Molti animali, sentendosi in pericolo durante il parto, si bloccano, oppure il loro piccolo nasce morto. Non riescono a far nascere i loro piccoli in una situazione non intima. Per alcune donne è così, sono come animali timidi. La 'legge dello sfintere' nasce da una semplice osservazione: sappiamo quanto sia difficile defecare con qualcuno davanti, figuriamoci quanto sia difficile sentirsi continuamente osservata mentre stai per partorire. Per alcune donne è veramente molto difficile.»

Lei sottolinea spesso la mancanza di 'compassione' nei confronti delle partorienti.

«Ogni donna è unica nel suo parto e se viene trattata come un semplice corpo, se ha paura, la sua cervice si chiude. Quando durante il travaglio una donna si sente trattata semplicemente come un corpo, la dilatazione della cervice a volte si interrompe, anche per molto tempo. Ciò avviene perché non si sente sicura, protetta. Le donne vanno ascoltate, capite. A volte le donne in gravidanza hanno dei dubbi sulla Creazione e dei pensieri un po' pazzi rispetto al parto, magari si immaginano come un uccello che depone le uova e che dopo la cova le guarda mentre si schiudono, una a una...»

È vero che alcune donne provano l'orgasmo durante il parto?

«Ho osservato e provato io stessa l'orgasmo nel parto. Ma questo nei libri non è riportato. Molte donne sanno del dolore, ma non sanno nulla della gioia del parto. La stessa donna può provare grande dolore e grande gioia nel corso del parto, cambiare rapidamente il proprio stato anche solo con una risata. Ho conosciuto una donna che quando ha paura, incomincia a ridere in modo irrefrenabile, per esempio quando deve viaggiare in aereo; ha fatto la stessa cosa in travaglio: il marito era imbarazzato e l'ostetrica le diceva di smettere, ma lei ha continuato perché così teneva lontana la paura. Ed è andato tutto bene. Non si può immaginare quanto una bella risata e un po' di ironia possano aiutare in quei difficili momenti.»

Qual è la sfida delle ostetriche?

«Tornare all'antica saggezza che l'arte ostetrica aveva prima di essere sottomessa al mondo della ginecologia e dell'alta tecnologia. Quando un cesareo è necessario, ben venga. Se la mamma o il bambino sono seriamente in pericolo, è un'idea giusta, ma è sbagliato farlo solo perché le donne hanno paura del dolore: si tratta di un'operazione chirurgica che comporta molti rischi. Ma di questo purtroppo non si parla, non si vuole che le donne ne abbiano troppa paura. L'idea trasmessa è che il parto vaginale sia molto pericoloso, può esserlo se viene fatto nel modo sbagliato. La percentuale dei cesarei dovrebbe essere inferiore al 10%. Farli anche quando non è necessario non solo mette in pericolo la donna, ma diminuisce la conoscenza dei ginecologi, delle ostetriche e delle donne stesse riguardo alla normale fisiologia del parto. Negli Stati Uniti c'è un tasso di mortalità materna molto alto a causa del cesareo, ma a provocare la morte non sono le cause per cui è eseguito. Molte donne lo scelgono senza conoscerne le conseguenze, che possono essere anche serie, eppure nessuno vuole affrontare il problema. Nella mia lunga esperienza di ostetrica ho visto il tasso di cesarei aumentare in tutto il mondo, ma nessun paese monitora le cause di morte legate a quest'intervento. È triste vedere quanto poco le donne siano considerate.»

Più in generale, cosa bisognerebbe fare?

«Insegnare alle donne a non vergognarsi del proprio corpo, a non odiarlo, ma a rispettarlo. E, anche se può sembrare strano, usare anche un po' di senso dell'umorismo.»

Michel Odent, uno scienziato al servizio delle mamme

Michel Odent è un famoso medico francese da anni contrario alle intromissioni esterne al parto, che provocano l'alterazione dei ritmi biologico-ormonali. La fisiologia del parto attinge a emozioni e riflessi subcorticali, che innescano la massiccia secrezione di ormoni da lui definiti 'ormoni dell'amore', che hanno come antagonista l'adrenalina e dunque gli stimoli corticali. Perciò garantire alla gestante un ambiente in penombra e silenzioso, con la rassicurante presenza del partner e la discreta assistenza dell'ostetrica, favorisce i meccanismi fisiologici del parto.

Qual è il ruolo degli 'ormoni dell'amore'?

«Il ruolo degli 'ormoni dell'amore' era noto da tempo. Scientificamente la novità riguarda il mondo in cui il comportamento è influenzato da questi ormoni e, in particolar modo, dall'ossitocina, di cui si conosceva l'effetto fisiologico, cioè il ruolo fondamentale nella contrazione dell'utero e nell'allattamento. Alcuni ricercatori hanno iniettato quest'ormone direttamente nel cervello di ratti femmine vergini e hanno scoperto che è un tipico ormone 'altruistico'. Nel sempre più frequente ricorso al taglio cesareo sono usati medicinali che sono i sostituti chimici degli ormoni dell'amore, il cui rilascio naturale viene così bloccato. La loro azione avviene a livello fisico, ma non raggiungono il cervello, impedendo la stimolazione dei naturali riflessi comportamentali.

Se una donna non viene disturbata da interventi esterni, immediatamente dopo il parto ha un'alta probabilità di produrre una gran quantità di ormoni dell'amore. Naturalmente questo è molto difficile in ospedale. Per rilasciare l'ossitocina la donna ha bisogno d'intimità, di stare a stretto contatto con il neonato, sentire il suo odore, non avere distrazioni. Il problema è, lo sottolineo, che oggi per la prima volta sul pianeta Terra gli uomini usano medicinali per far nascere i bambini e per espellere la placenta. Il numero di donne che danno alla luce i loro bambini senza sostanze chimiche e interventi chirurgici è molto vicino allo zero. La maggior parte partoriscono senza produrre e rilasciare quel complesso e fondamentale mix degli ormoni dell'amore.»

In questo scenario, qual è la sfida per i ginecologi e le ostetriche?

«Cambiare i criteri convenzionali usati finora per valutare come nascono i bambini. I cesarei sono ben organizzati, salvano molte vite, perché non farli di routine? Ma stiamo capendo che dobbiamo porci una questione di civiltà. La capacità di amare si sviluppa dal primo momento di vita, per questo parlo di 'amore scientifico'. Un esperimento ha evidenziato che quando una pecora dà alla luce il suo piccolo con l'epidurale, non si prende cura di lui dopo la nascita. Per gli esseri umani il processo è molto più complesso. Noi siamo in grado di parlare, comunicare. Quando una donna è incinta, sa di esserlo e assume atteggiamenti materni. È un problema di cultura e noi dovremmo considerare la nascita in termini culturali. L'ossitocina non serve solo a far contrarre l'utero, è molto di più: è un ormone dell'amore, provoca sempre comportamenti altruistici ed è prodotto quando la donna non è 'guidata'. In un momento in cui l'uomo è alla ricerca di nuove strategie di sopravvivenza, in cui si pone sempre più il problema della difesa dell'ambiente, dare valore scientifico all'amore, può essere una nuova tappa nella storia dell'umanità. Direi che è importante come la scoperta del fuoco.»

Sara Wickham, partorire senza chiedere il permesso

Sara Wickham è un'ostetrica inglese che ha lavorato a lungo in Gran Bretagna e negli Stati Uniti. È ricercatrice e autrice di diverse pubblicazioni sulla salute della donna. Una di queste s'intitola *Sacred Cycles: The Spiral Of Women's Well Being* (Cicli sacri: la spirale del benessere femminile) ed esplora la capacità riproduttiva femminile attraverso gli occhi delle donne, e indaga l'effettiva utilità delle informazioni dai media e dai sistemi educativi. Sara è anche cofondatrice del sito With Woman (www.withwoman.co.uk), dedicato alle donne, alle ostetriche e a tutti coloro che sono interessati a vivere e promuovere una nascita 'creativa' e responsabile.

Qual è la situazione in Gran Bretagna?

«In Inghilterra circa una donna su quattro partorisce con il taglio cesareo. Le donne dovrebbero essere aiutate a informarsi per poi poter scegliere. Le ostetriche possono fare molto in questo senso, possono aiutare a capire che il modello medico non è l'unica possibilità. Se si opta per il cesareo o l'epidurale, va benissimo. Ma, come affermo nel mio libro *What's Right For Me?* (Che cosa è giusto per me?)[4], l'importante è essere consapevoli delle proprie scelte.

Per molti anni i medici sono stati convinti e hanno convinto le donne che il luogo migliore per partorire sia l'ospedale, ma esistono delle alternative. L'evidenza scientifica ci dimostra che in assenza d'importanti problemi medici il parto a domicilio è sicuro quanto il parto in ospedale, e che in casa o in una casa maternità si dimezza la possibilità di partorire con il cesareo o con il forcipe.

Dobbiamo quindi comunicare alla donna queste diverse opzioni. Uno dei problemi più frequenti in questi ultimi anni è che le persone a favore del parto naturale tendono ad avere un approccio 'missionario', cercano cioè di convincere le donne a tutti i costi. Io dico sempre che il parto vaginale può non essere per te, ma almeno pensaci.»

Cosa si può fare per favorire un diverso approccio verso il dolore?

«Innanzitutto non è vero che tutte le donne provano dolore, ce ne sono alcune che durante il parto provano l'orgasmo! Bisognerebbe parlare anche di questo. Il dolore ha molto a che fare con le aspettative di ognuna. E in ogni caso 'dolore' non è la parola giusta: di solito è un termine usato per indicare che qualcosa non funziona nel nostro corpo. Credo che bisognerebbe informare di più sulle varie opzioni per ridurlo. Anche chi si sottopone all'epidurale può sentire una certa dose di dolore ed è importante inoltre informare sui suoi effetti collaterali. Bisogna essere onesti. Io non dico mai 'non proverai dolore', ma in base alla mia esperienza posso dire che il travaglio in casa è meno doloroso di quello in ospedale.»

In che senso?

«In anni di professione ho constatato che a casa le donne provano meno dolore perché, anche se razionalmente l'ospedale è percepito come un luogo più sicuro, in qualche angolo nascosto della parte 'primitiva' del loro cervello non si sentono tranquille, non si sentono a loro agio. In ospedale ci sono estranei, a volte devi anche chiedere il permesso per andare in bagno.

Quando il dolore si fa più intenso il personale ospedaliero, e sono tutte bravissime persone, cerca di fare il meglio per aiutarti. Vedendo la tua sofferenza cerca di trovare una soluzione e così ti propone questo o quello, ti offre l'epidurale. Sappiamo che la donna in travaglio è molto vulnerabile e così accetta in fretta le soluzioni che le vengono offerte per alleviare il dolore.

Quando fai l'epidurale devi essere monitorata di più, spesso devi stare supina a letto, indossare la cintura intorno alla pancia, e il travaglio può subire un rallentamento, così hai bisogno di sostanze chimiche per accelerare le contrazioni. L'accelerazione delle contrazioni fa aumentare il dolore e quindi viene aumentata anche la dose di antidolorifico.

Più sono le procedure per monitorare, misurare, alleviare il dolore e accelerare il travaglio perché magari l'antidolorifico lo ha rallentato, meno le donne riescono a muoversi e a partorire nelle posizioni in cui l'hanno sempre fatto fino all'arrivo della medicina occidentale: sedute, in ginocchio, accovacciate o in piedi. Non possono perché sono legate o supine, perciò le spinte sono meno efficaci e il parto può concludersi con un cesareo o con il forcipe.

A casa invece la donna ha tutto ciò di cui ha bisogno: può usare il divano, il letto, trovare la posizione più comoda utilizzando cuscini, fare una doccia, camminare, mangiare e bere quando vuole. Ha a disposizione tutta una serie di oggetti che conosce e che sa come utilizzare. È al centro dell'evento della nascita. Insomma, può partorire come vuole, senza chiedere il permesso.»

Naoli Vinaver, la donna incinta non è una bomba

Naoli Vinaver è un'appassionata ostetrica di origine messicana che unisce la pratica del parto tradizionale a un profondo interesse per la psicologia e la fisiologia del parto. È mamma di tre bambini nati in casa. Nel 1999 la nascita del suo terzogenito nella sua casa di Xalapa, in Messico, è stata ripresa in un video originariamente realizzato per una mostra al Museum of Science di Boston. Qualche anno fa l'ho acquistato su Internet[5]. Le bellissime immagini di Naoli durante il parto, al quale ha assistito la sua famiglia, mi avevano molto colpito. È molto rassicurante vederla cogliere, assieme al marito, fiori ed erbe nel suo giardino durante il travaglio, che si conclude in una vasca dove il primogenito alla fine entra per raggiungere la mamma, il papà e il nuovo fratellino.

Viaggiando in tutto il mondo, lei ha contatti con donne e ostetriche di molti paesi, come valuta l'attuale approccio alla nascita?

«Viviamo in un'epoca in cui la tecnocrazia e l'alta tecnologia hanno una grande influenza sull'assistenza medica in generale. Si è dimenticato che la natura ha sviluppato molto bene il processo del parto attraverso milioni di anni. In questo senso le ostetriche hanno molto da imparare dalle colleghe più anziane, dalle ostetriche tradizionali. Il corpo femminile funziona, e una donna come è capace di restare incinta, di respirare, mangiare e godere della sua esistenza, è anche capace di mettere al mondo il suo bambino. La natura ha una sua perfezione, perché non approfittarne?

Noi non siamo al di sopra della natura, ne siamo parte. Dovremmo essere più umili, imparare a osservare e rispettare i suoi processi, che sono molto sottili. Il problema è che siamo come bambini: vogliamo tutto e subito. I medici pretendono una nascita rapida. Fa parte della natura umana ricercare la soddisfazione immediata dei propri desideri. Il lato maturo dell'essere umano lo troviamo spesso nelle donne, con la loro saggezza e la loro pazienza, che sono capacità innate. Quando devono addormentare i loro piccoli le donne sanno che occorrono pazienza, tempo, perché se ai bambini si mette fretta li si fa sentire insicuri. Noi donne tendiamo a essere più in contatto con la natura perché siamo madri. Non sono sessista, adoro gli uomini, ma gli uomini non possono sapere che cosa si prova nel dare alla luce un figlio, allattarlo. E non sono nemmeno in grado di capire veramente che il processo della nascita richiede il suo tempo e che il dolore è parte del piacere e della soddisfazione della nascita.»

Questo è forse il concetto più difficile da capire…

«I medici e gli anestesisti sono amorevoli, gentili, non vogliono che la donna soffra. Ma pensare che il dolore del parto sia una dannosa distrazione è solo frutto di una perdita di conoscenze. In realtà è quasi il contrario: se lo attraversi il dolore è costruttivo, edificante, porta un incredibile dono che non può essere paragonato a nessun tipo di supporto artificiale. Alla donna sono stati sottratti il piacere e la soddisfazione della nascita, così come la sua forza e il suo potere: questo un medico non può capirlo.»

Quali sono gli strumenti di lavoro di un'ostetrica?

«In diciassette anni di assistenza ai parti, e a quelli a domicilio in particolare, ho capito che la vera risorsa è dentro di noi. Possiamo disporre di strumenti, giocattoli e tante cose interessanti, sono valori importanti, ma non possiamo sostituire quello che è dentro di noi in quanto partorienti e in quanto ostetriche. Per assistere al parto sono necessari due strumenti: il cuore e le mani. Anche disponendo della tecnologia più costosa, se non usi la sensibilità, l'apertura, la capacità di sentire e accompagnare la donna che si appresta a vivere quest'esperienza, non sei veramente preparata ad assistere alla nascita di un bambino. Conosco tante ostetriche che assistono a migliaia di parti e che dispongono solo delle loro mani, senza avere bisogno d'altro che della loro disposizione positiva e della loro pazienza verso la donna. Ovviamente sono necessarie l'esperienza e le competenze per risolvere eventuali emergenze, ma è sbagliato pensare che ogni donna incinta avrà delle complicazioni. La gente sembra credere che la donna incinta sia una bomba che sta per esplodere. Ognuna ha bisogno del suo spazio e del suo tempo per partorire. Una mia collega molti anni fa scrisse un libricino provocatoriamente intitolato *Come fare sesso in ospedale*, in cui provocatoriamente immaginava una coppia che fa l'amore con le luci puntate contro, le mascherine, con i medici tutti intorno a guardare; naturalmente in quelle condizioni l'uomo non può avere un'erezione e la donna un orgasmo!»

Cosa pensa del massiccio ricorso all'ospedalizzazione nel parto?

«Mi spaventa molto il fatto che molte donne vogliano andare in ospedale e che la gente dica: 'Sei così coraggiosa a fare il parto in casa!' Io penso invece che ci voglia coraggio ad andare in ospedale!»

Su questa visione del parto influisce in parte anche un'antica concezione della Chiesa cattolica, per cui la gravidanza e il parto sono il risultato del peccato?

«Probabilmente è così. È una concezione che ha portato a pensare che il corpo femminile sia una cosa sporca, che il sangue e i fluidi corporali siano sporchi, che il corpo debba essere perfettamente ripulito, il pube rasato e che ogni coinvolgimento del piacere debba essere bandito dall'evento della nascita.»

Abbiamo tutti un po' tradito il mistero della nascita?

«Ormai la medicina pretende un controllo totale sul parto. Anche l'eccessivo ricorso alle ecografie è frutto dell'urgenza di capire che cosa sta succedendo dentro il corpo della donna. Non c'è più mistero, è un'interferenza nel processo della natura: tutto questo osservare e interferire non è più naturale.»

Valeria Barchiesi: avere fiducia nella forza e nella capacità delle mamme

Per Valeria Barchiesi[6] nutro affetto e molta ammirazione, che prescindono dal fatto che abbia assistito ai miei parti. Il suo 'essere con la donna', rispettarla in tutte le sue scelte e manifestazioni, fisiche ed emotive, è l'essenza stessa del mestiere di ostetrica.

Qual è la prima domanda che fai alle donne che si rivolgono a te?

«A ogni donna chiedo quali sono i suoi desideri. Iniziando da quello più apparente, pian piano si arriva a quello vero. Ciò che permette di continuare il lavoro è credere nelle donne e nelle loro capacità. A volte fino al momento del travaglio la mamma non sa quali siano i suoi veri bisogni. Prima entrano in gioco la mente, i condizionamenti, i pensieri e le razionalizzazioni, solo quando lo stato d'animo viene ripulito da queste sovrastrutture, esce fuori l'istinto, il bisogno allo stato puro. Tantissime mamme che fanno il travaglio in casa con l'ostetrica, al momento di trasferirsi in ospedale dichiarano di non volersi più muovere, perché ormai hanno trovato il loro ritmo. È proprio questo l'elemento che mi permette di riuscire ad assistere donne di ogni genere, cultura, ceto sociale. Persino donne con le quali comunico poco o niente dal punto di vista linguistico. Il momento del parto, come quelli della nascita e della morte, è un livellatore. I veri bisogni, in realtà, sono uguali per tutte. Quando partoriscono, tutte le donne sono uguali. Sui bisogni abbiamo un'intelligenza istintiva comune a tutte, sia alle donne istruite, sia a quelle ignoranti.»

Una delle domande più frequenti è: «Se ci sono problemi, mi trasferite in ospedale?»

«Nella mia esperienza, ma anche in quella di tutte le ostetriche del coordinamento nazionale, nel 99% delle volte il trasferimento in ospedale non è mai d'urgenza, ma per mancata progressione. Vale a dire che ci si trasferisce, non perché è successo qualcosa, ma perché non succede nulla, il travaglio langue. Il bambino non soffre, ma si arriva all'esaurimento psicofisico della donna e la nascita non si conclude. Il motivo più frequente è una carente elaborazione della mamma, che non è pronta per la scelta del parto in casa, magari perché è fatta per motivi ideologici, perché il marito è più contento, perché l'hanno fatta le sue amiche, perché è una scommessa con se stessa, perché è 'politicamente corretto'.

Oppure, pur volendolo, non ha elaborato abbastanza il suo rapporto con il dolore, la sua disponibilità ad accettarlo. Può anche avvenire che ci siano troppe interferenze esterne, a volte in casa ci sono troppi familiari, troppe nonne... O non c'è un rapporto di fiducia con l'ostetrica. In sostanza, quando interviene qualunque cosa che distragga la partoriente. Il travaglio è una cartina di tornasole, non lo puoi ingannare. Si può fingere l'orgasmo, il parto invece non lo fingi.»

A volte il travaglio si ferma perché, si dice, il bambino non scende, magari perché trattenuto dal cordone ombelicale...

«Non si può escludere che il cordone possa rendere difficile un parto, ma io non ne ho mai visti. L'85% dei bambini ha il cordone intorno al collo, e la natura lo ha messo in conto. Anche se il cordone è stretto, normalmente la natura imposta una dinamica di travaglio che è riconoscibile da chi lo segue, pur non potendo vedere come sta messo il cordone. Del resto vederlo bene non è facile neanche con l'ecografia, che comunque non ti dice se è lasso o stretto. È una dinamica di travaglio tipica da giro di funicolo: molto veloce, breve, con contrazioni a stilettata, acute, per cui il bambino esce, specie nell'ultima fase, a grande velocità. A volte, uscita la testa, l'espulsione è talmente veloce che l'ostetrica ha difficoltà a provare a sganciare il cordone, o eventualmente a pinzarlo e tagliarlo per liberare il corpo. Di solito il bambino si catapulta fuori a capriola, per cui ci si ritrova il bambino nelle mani.»

Il dolore del parto è un tuo 'cavallo di battaglia' durante i corsi di preparazione…

«Di solito introduco l'argomento facendo la seguente domanda: «Se esistesse un rimedio magico per vivere il travaglio senza effetti collaterali, lo prenderesti?» Dalle risposte parte una riflessione sulla funzione del dolore. Il dolore è l'elemento di successo della nascita e di sicurezza. È la bussola della mamma nella tempesta del travaglio: la guida, le dà le indicazioni, suggerisce i comportamenti più idonei, la strada da seguire, le chiarisce i veri bisogni, crea l'emergenza, la fa crescere. Protegge la vita della mamma e del bambino. Quindi, il successo del parto si gioca sulla disponibilità della mamma a vivere il dolore. La sofferenza sia fisica, sia emotiva è un elemento necessario in ogni processo di crescita, rappresenta la crisi che porta allo smantellamento dell'equilibrio precedente e costituisce un presupposto per la costruzione di un nuovo equilibrio. Dal punto di vista rituale, segna un passaggio. Tutti i riti di iniziazione prevedono il dolore; anche quando i riti non erano in sé dolorosi, il dolore era previsto come fattore arricchente, come catalizzatore del processo rituale. La disponibilità di una mamma a questo dolore, che possiamo definire con il termine 'resa', è l'unico mezzo per raggiungere la vittoria, il successo in un parto.»

Per prepararsi bene al parto è più importante il fisico o la mente?

«In realtà la parte fisica è quella più vera. Attraverso il corpo si arriva in maniera più diretta all'emotività, perciò basterebbe lavorare sul proprio corpo. Ma bisogna farlo bene, arricchendo questo lavoro con una riflessione finale.»

È più sicuro il parto in casa o il parto in ospedale?

«È ampiamente dimostrato: a parità di condizioni la coppia mamma-bambino in buona salute, quella che noi chiamiamo 'selezionata', non ha vantaggi dal partorire in ospedale. Perciò in termini di benessere, per i casi selezionati l'esito finale è molto migliore a casa. Le statistiche negative si riferiscono a parti domiciliari non scelti, di fortuna, come quelli prematuri.»

È vero che i bambini nati in casa sono più sereni?

«La serenità del bambino è lo specchio dell'equilibrio della mamma e, in parte, del suo carattere individuale. È frutto di una moltitudine di fattori: le sue condizioni di vita, il rapporto di coppia, la famiglia. Il parto in casa predispone al benessere materno e migliora il rapporto tra la mamma e il neonato, lo rende più efficace e profondo, favorendo anche l'avvio dell'allattamento. Dal punto di vista batteriologico, è innegabile il vantaggio per il bambino. Ma anche dal punto di vista sensoriale, perché in casa c'è subito il contatto con un ambiente che è quello in cui continuerà a crescere. E poi c'è l'esclusività del contatto, importante per mettere a fuoco il suo principale obiettivo, la mamma.»

Nei tuoi corsi parli spesso del potere procreativo della donna.

«È il potere più 'tremendo' che sia esistito finora. Dico finora perché temo che forse siamo l'ultima generazione di donne a potercene avvalere. Penso che attraverso l'ingegneria genetica diventeremo ben presto obsolete. Mentre noi siamo qui a giocare su Internet, c'è chi sta lavorando su qualcosa che ancora non prendiamo sul serio e cioè le provette, esattamente come quarant'anni fa non prendevamo tanto sul serio i calcolatori. Riuscire a domare il potere riproduttivo e ad appropriarsene è l'obiettivo della battaglia che hanno intentato; per la donna resta l'ultima spiaggia. Ecco perché sorrido quando sento lamentarsi che il tale ospedale non è sensibile alle istanze della donna, o il tal altro ginecologo è 'poco umano'. È una questione più generale, un problema culturale e un processo sociale in cui continua a esserci una parte di complicità da parte nostra. Non serve demonizzare le istituzioni e i medici, siamo noi che dobbiamo diventare più forti. D'altra parte il parto in casa oggi è sicuro perché esistono i ginecologi.»

Dunque è sbagliato contrapporre i ruoli nell'ambito della nascita?

«Abbiamo caricato il ginecologo di una serie di ruoli oltre a quelli suoi propri, di medico chirurgo con una specializzazione nelle patologie dell'apparato riproduttivo femminile. Non è un

Dio in terra capace di sconfiggere la malattia, la menomazione e la morte. Siamo tutti interdipendenti: le ostetriche non potrebbero lavorare con la stessa sicurezza con cui operano se non ci fossero i ginecologi, i quali non potrebbero fare il loro lavoro se qualcuno non pensasse alla normalità, che è il lavoro delle ostetriche. Per questo non è utile crearci l'alibi del 'mister Cattivo'.»

Secondo te ci vorrebbe una nuova cultura del parto in Italia?
«Secondo me ci vorrebbe una nuova cultura della vita.»

---

1. *La gioia del parto*, Bonomi editore, Pavia, 2004. In America è stato pubblicato nel 2003 con il titolo *Ina May's Guide to Childbirth.*
2. Si tratta di una posizione anomala assunta dal bambino durante il parto, per cui la spalla anteriore urta contro le ossa del pube, provocando una compressione del torace che, se non rapidamente rimediata, può compromettere l'ossigenazione del nascituro.
3. I.M. Gaskin, *op. cit.*, p. 306. Dal 1982 al 1996 si è raggiunto un rapporto di 7,5 morti materne su 100 000 nascite, nel 1996 il tasso era di 9,9 morti per 100 000 nascite, nel 2000 ci sono state 350 morti su circa 4 milioni di nascite. Il Centers for Desease Control and Prevention (CDC), l'agenzia federale che raccoglie e pubblica le statistiche delle nascite e dei decessi negli USA, stima che più della metà delle morti materne potrebbe essere evitata.
4. S. Wickham, *What's Right For Me? – Making decisions in pregnancy and birth*, AIMS, Association for Improvement in the Maternity Services, 2002.
5. Naoli Vinaver dirige anche il sito www.maternidadcreativa.com.br.
6. Valeria Barchiesi vive a Roma, dove si occupa da trent'anni di parto naturale. Nel 1997 ha fondato Il Nido, Associazione Mamme-Bimbi e Scuola di Genitori. Nel 1988 è fondatrice del Gruppo Ostetriche per la Nascita Attiva, divenuto in seguito Associazione Ostetriche-Centro Nascita; nel 1983 ha fondato Il Melograno di Roma, di cui è stata presidente fino al 1986. Nel 1980, all'interno del Doris (Documentazione Ricerca Salute), ha proposto l'elaborazione del primo progetto italiano per casa di maternità.

La possibilità di scegliere

In Italia una donna su due non ha voce in capitolo al momento della gravidanza e del parto. Secondo i dati dell'Istituto Superiore di Sanità, nel nostro paese c'è una grande carenza di attenzioni psicologiche verso la donna incinta. Quattro donne su dieci partoriscono da sole, senza il compagno o un'amica accanto (al Sud il rapporto arriva a sette su dieci), e sempre quattro donne su dieci prima di partorire non hanno ricevuto un'informazione sufficiente sulla loro condizione[1].

È stato scientificamente provato che un sostegno emotivo al momento del parto riduce il numero di tagli cesarei, tuttavia, per esempio, il 60% dei parti al Sud avviene senza che la donna abbia dato il consenso alle prestazioni o sia stata consultata sulla posizione da assumere durante il travaglio. Inoltre, nel 50% dei casi le opinioni della donna non sono prese in considerazione e il 40% delle donne non può tenere il bambino accanto a sé dopo aver partorito.

Il parto in casa, una nuova opportunità

Oltre il 90% della popolazione che attualmente vive sulla Terra è nata in casa. Fino a un paio di generazioni fa anche da noi nascere in casa era la norma, oggi, invece, è considerato imprudente, eccentrico e persino frutto di egoismo. Anche se poi, indagando meglio, abbiamo molti più conoscenti, amici, vicini di casa e parenti nati in casa di quanto immaginiamo. Mia zia Lea dopo aver partorito la prima volta in clinica all'inizio degli anni Sessanta, epoca del boom economico e delle nascite nelle strutture private, non volle ripetere l'esperienza e così partorì sul tavolo di cucina, trasportato per l'occasione in camera da letto, assistita solo dall'ostetrica e da mia madre. Anche Pat, la cui fornitissima erboristeria è per me un vero punto di riferimento, è nata in casa. Così come Laura, alla quale da qualche tempo affido la cura dei miei capelli, è nata 35 anni fa tra le mura domestiche, come anche i suoi quattro fratelli, o Vittorio, l'ortopedico di famiglia: sua madre, preside di una scuola, ha partorito in casa lui e i suoi due fratelli.

La nazione occidentale nella quale i parti a domicilio sono più diffusi è senza dubbio l'Olanda, dove questa modalità di nascita ha un'antica tradizione. Attualmente la percentuale di bimbi nati a domicilio è del 33%, ma anche lì la tecnologia sta prendendo piede, visto che nel 1958 la percentuale raggiungeva il 74%. Nelle grandi città si partorisce a casa meno frequentemente (30,5%) che nelle piccole città (35,7%) e nelle aree di campagna (35,8%)[2]. Secondo una ricerca effettuata nel 1986, nei parti a domicilio il tasso di morte neonatale era del 2,2 per 1000 contro il 13,9 dell'ospedale[3].

Anche in altri paesi 'affetti' da parti ipertecnologici le donne stanno tornando a partorire in casa. Una moda? Una presa di coscienza? In Gran Bretagna la percentuale di parti domestici è del 2%, ma, secondo un recente studio, se le donne avessero una vera possibilità di scelta, il tasso salirebbe all'8-10%[4]. Nell'ottobre 2007 è arrivata una raccomandazione importante: il National Institute for Health and Clinical Excellence (NICE) ha chiesto al governo e al servizio sanitario di attrezzarsi perché nei prossimi due anni sia data a tutte le donne la piena possibilità di mettere al mondo i propri bambini tra le mura domestiche. La raccomandazione del NICE aveva anche l'obiettivo di contenere la piaga dei tagli cesarei ingiustificati. Le donne inglesi che sceglieranno di partorire in casa potranno contare sulla costante e adeguata assistenza di una levatrice.

In Italia la tecnologia ha ormai preso il sopravvento e i cesarei raggiungono cifre record, e il parto in casa è un'opzione scelta solo da 17 donne su 10 000. La regione in cui è più diffuso è l'Emilia Romagna con lo 0,85% [5], cinque volte in più della media nazionale. Da noi non è facile sentir parlare di parto a domicilio, a parte quando qualche mamma vip decide di seguire questa strada, per la gioia dei direttori e dei lettori dei rotocalchi. Ma non c'è bisogno di essere vip per partorire in casa.

Qualcosa sta cambiando

Su questa alternativa c'è una grande ignoranza. Ho persino scoperto che alcuni credono che il parto in casa sia vietato dalla legge. Una baby sitter che si occupava dei miei bambini, saputo che Sara e Leo erano nati in casa, mi chiese preoccupata: «Davvero? Ma non è proibito?». Pochi mesi prima dell'uscita di questo libro un amico giornalista mostrò molto interesse per la materia che stavo affrontando e per la mia esperienza personale, ma a un certo punto mi interruppe esclamando che credeva che in Italia il parto in casa fosse vietato dalla legge! Questo mi ha convinto ancor di più della validità del mio progetto.

Qualcosa comunque si sta muovendo. Negli anni passati alcuni parlamentari italiani hanno avanzato varie proposte di legge sulla tutela della nascita (mai arrivate però a essere discusse e votate) nelle quali era contemplato il parto a domicilio. Dopo l'iniziativa del ministro della Salute, Livia Turco, promotrice di un disegno di legge approvato dal Consiglio dei ministri nel 2006 ('Norme per la tutela dei diritti della partoriente, la promozione del parto fisiologico e la salvaguardia della salute del neonato'), è stato redatto un testo unificato delle varie proposte che per la prima volta contempla la possibilità del parto a domicilio. Ma l'iter parlamentare è stato interrotto dallo scioglimento anticipato delle Camere.

Il testo unificato, che si spera verrà recuperato nella nuova legislatura, pur contenendo molti principi fondamentali a tutela della salute e dei diritti della partoriente e del neonato, ha un limite evidente contestato da varie associazioni di ostetriche. Si tratta del principio espresso nell'articolo 8 comma 2, che detta: «Il responsabile della procedura clinica ostetrico-ginecologica per tutta la durata del travaglio e del parto è un medico ginecologico, fatte salve le competenze specifiche del personale ostetrico». Non si capisce bene quali siano queste 'competenze specifiche' se non proprio l'assistenza al travaglio e al parto. Tra l'altro nell'articolo 1 comma d si afferma che una delle finalità della legge è proprio «promuovere un'assistenza ostetrica appropriata alla gravidanza a basso rischio, al parto fisiologico e al puerperio».

Scegliere dove far nascere i propri figli è una decisione molto importante. L'ambiente in cui si svolgono il travaglio e la nascita può avere una notevole influenza non solo sulla mamma, ma anche sul bambino, specialmente nei primi giorni di vita. Quando la donna si sente a suo agio, protetta, accudita e compresa, le conseguenze positive sulla coppia madre-neonato sono evidenti. Come abbiamo spiegato in precedenza, secondo ricerche scientifiche ormai condivise a livello internazionale, le sensazioni di sicurezza e serenità provate dalla madre durante il travaglio e il parto avviano una naturale produzione di ormoni – l'ossitocina, l'adrenalina, le endorfine e la prolattina – essenziali per ridurre stress, paura e tensione, e quindi anche il dolore, favorendo l'avvio di una buona relazione tra madre e figlio.

Purtroppo, in molte strutture pubbliche e private quest'importante aspetto del parto è spesso sottovalutato, se non ignorato. Procedure standardizzate, tempi dettati dai rigidi ritmi della struttura e spesso un sovraccarico di lavoro da parte del personale sanitario fanno provare alla futura mamma sensazioni di solitudine ed estraneità, impedendole di sviluppare l'istinto e la fiducia nelle sue potenzialità. Di questo aspetto si parla ancora troppo poco. Molta parte della classe medica e della stampa, nonostante i risultati di numerose ricerche a livello internazionale, continua a diffondere una cultura basata sulla vecchia convinzione che il parto in ospedale sia in ogni caso più sicuro del parto in casa. Rompere convinzioni consolidate fa sempre paura. Sebbene molti siano convinti che il parto a domicilio sia rischioso, non esistono dati che lo dimostrino, anzi, come abbiamo visto, numerose statistiche (prevalentemente, se non esclusivamente, straniere) dimostrano il contrario.

Molti medici e ginecologi, non solo in Italia, sostengono che la drastica flessione della mortalità infantile sia merito del trasferimento del parto dalle mura domestiche in ospedale. In realtà, come afferma Sheila Kitzinger, «anche oggi la mortalità perinatale è più frequente nei figli delle donne che si trovano in fondo alla scala sociale che nei figli delle classi medie. Le differenze sociali (il grado di istruzione e di informazione, le condizioni generali di salute, le condizioni abitative, l'alimentazione, l'atteggiamento di fronte al fumo e la facilità di comunicazione fra chi offre le cure e le pazienti) influenzano notevolmente il tasso di mortalità perinatale. I bambini muoiono e le donne soffrono durante e dopo il parto a causa della povertà e della trascuratezza» [6].

La sicurezza del parto in casa

Sfortunatamente, fino a poco tempo fa le statistiche ufficiali sono state 'contaminate'. I dati sui parti in casa sono stati combinati con le cifre relative ai parti non programmati e a rischio, come quelli di adolescenti che tenevano nascosta la loro gravidanza, donne che partorivano durante il tragitto in ospedale, parti prematuri e inaspettati o casi di nascite avvenute senza alcuna cura prenatale. Per essere valido uno studio deve invece mettere a confronto dati simili.

Nel 1985 l'OMS ha ufficialmente stabilito che «non è mai stato scientificamente provato che l'ospedale è più sicuro della casa per una donna che ha avuto una gravidanza normale» [7]. Studi su parti in casa programmati in paesi industrializzati e per gravidanze non a rischio, mostrano che le percentuali di complicazioni e di morti materne e neonatali sono uguali o inferiori rispetto a quelle relative ai parti in ospedale.

Nel 1992 in Inghilterra il comitato sui servizi materni della Camera dei Comuni è andato al cuore del problema pubblicando il *Winterton Report*, che contiene oltre cento raccomandazioni su gravidanza, travaglio e cure perinatali, arrivando alla conclusione che «incoraggiare tutte le donne al parto in ospedale non è giustificabile dal punto di vista della sicurezza». Ma il rapporto Winterton si è spinto oltre, affermando che «non esiste evidenza convincente o inoppugnabile che gli ospedali diano una garanzia migliore di sicurezza per la maggioranza di mamme e bimbi. È possibile, ma non provato, che sia il contrario».

Nel 1996 l'autorevole 'British Medical Journal' ha pubblicato un editoriale a favore del parto in casa: «La maggior parte degli indicatori suggerisce che il parto a domicilio non presuppone un rischio maggiore del parto in ospedale e che riduce alcuni dei rischi aggiuntivi dovuti agli interventi. È importante che l'opzione del parto in casa sia disponibile, specialmente per le donne con una gravidanza a basso rischio, alle quali bisogna consentire una libera scelta»[8].

Il ricercatore danese Ole Olsen ha messo a confronto i dati di sei differenti ricerche sulla sicurezza del parto in casa selezionato e del parto in ospedale, esaminando i dati relativi a 25 000 bambini di cinque continenti, nati a seguito di gravidanze a basso rischio[9]. Il risultato? Non esiste differenza tra la percentuale di sopravvivenza dei bambini nati a casa e quelli nati in ospedale. Inoltre, sono emerse significative differenze tra i due gruppi: nel primo è stato riscontrato un minor numero di interventi medici e le madri avevano subito meno lacerazioni durante il parto, meno induzioni al travaglio e meno tagli cesarei. Per quanto riguarda la mortalità materna, non si era verificato nessun caso in entrambi i gruppi.

La conclusione dello studio è stata che «il parto in casa è una valida alternativa all'ospedale e determina un minor numero di interventi». La ricerca aveva anche dimostrato che nessuna morte neonatale avvenuta in casa avrebbe potuto essere evitata se il bambino fosse nato in ospedale, nonostante la tecnologia disponibile[10].

Negli Stati Uniti il più vasto e completo studio che ha messo a confronto il parto in ospedale e a domicilio porta la firma di Lewis Mehl, che lo ha effettuato nel 1976. Sono stati messi a confronto 1046 parti in casa con altrettanti parti in ospedale. È emerso che in ospedale il numero di tagli cesarei era tre volte superiore rispetto alle nascite in casa, l'uso del forcipe venti volte più frequente e i casi di alta pressione nella madre cinque volte superiori. Inoltre erano triplicate le percentuali di sofferenza fetale durante il travaglio, di difficoltà respiratorie del neonato e di emorragia postparto e quadruplicate le infezioni neonatali. Il tasso di mortalità neonatale era invece pari e non si sono verificate morti materne in nessuno dei due gruppi.

Le principali differenze riscontrate hanno riguardato il miglioramento della salute di mamma e bambino se la coppia aveva pianificato un parto in casa, e questo nonostante il fatto che le statistiche sul parto a domicilio contenute nello studio includessero donne che avevano cominciato il travaglio a casa, ma che alla fine avevano dovuto essere trasferite in ospedale[11].

I vantaggi del parto a domicilio

Come abbiamo visto, il parto in casa, selezionato e monitorato, ha molti vantaggi per la donna e il bambino. Innanzitutto si svolge in un ambiente 'amico', tra le mura domestiche, permettendo una tranquillità e un'intimità difficilmente raggiungibili in clinica o in ospedale. Una dimensione che consente alla donna di avere il controllo su quanto sta accadendo nei confronti sia del suo corpo, sia dell'ambiente circostante. Nessun estraneo intorno, nessuna partoriente che urla nel letto o nella stanza accanto, nessun intervento non voluto. Tutto questo il più delle volte significa un travaglio più breve e meno doloroso rispetto all'ospedale.

Quando ho partorito la mia primogenita Sara, dieci anni fa, accesi in camera da letto delle candele per creare intorno a me un ambiente caldo, intimo, piacevole. Quella penombra, segnata da piccole fonti di luce soffusa, mi permise di concentrarmi meglio durante le spinte e tra una contrazione e l'altra. Pensai anche a un sottofondo musicale: registrai preventivamente un paio di audiocassette (non esisteva ancora l'i-Pod!) con le mie canzoni preferite, prevalentemente pop melodico, rock e funk (le mie amiche ancora mi prendono in giro), che mi accompagnarono per buona parte del travaglio.

Un elemento importante da considerare è la totale libertà di movimento, d'indossare ciò che si vuole, di mangiare o bere quando se ne sente la necessità. Ina May Gaskin nel suo libro *La gioia del parto* afferma che il travaglio «è l'unico duro lavoro umano in cui vi sia una proibizione medica di bere e mangiare» e che in base alla sua esperienza trentennale di ostetrica «le donne affamate non hanno la forza necessaria per affrontare un travaglio»[12]. Quando si è a casa propria si è libere di fare una doccia o di rilassarsi nella vasca da bagno, magari aggiungendo all'acqua qualche goccia dell'olio essenziale preferito, oppure, quando ancora il travaglio vero e proprio non è cominciato, uscire a fare una passeggiata: il movimento facilita la discesa del bambino e prepara il suo passaggio nel canale del parto. È possibile avere accanto le persone più vicine come il partner, le amiche più care, la mamma o magari altri figli. Insomma, è la donna a decidere i ritmi, i modi e gli orari del suo parto, soddisfacendo così le proprie esigenze e i propri bisogni in un momento tanto delicato e importante.

Una donna che partorisce a casa ha piena libertà di allattare il suo bambino quando e come vuole, e di tenerlo accanto a sé nel lettone senza dover rispettare orari e regole imposti da altri. Senza contare che la casa è oltretutto più 'pulita', nel senso che i suoi germi sono più 'familiari': alcuni studi indicano infatti un minor tasso di infezioni nella madre e nel bambino rispetto all'ospedale.

Nel 1987 il National Childbirth Trust (NCT) britannico ha scoperto che quasi il 22% delle donne ospedalizzate avevano contratto un'infezione postnatale rispetto a circa il 5% di quelle che avevano partorito tra le mura domestiche. In uno studio che dal

1970 al 1980 ha monitorato 1200 nascite in casa a Summertown, in Tennessee, è emerso che solo 39 madri avevano contratto infezioni postparto, e un solo bimbo aveva avuto la setticemia[13]. Mardsen Wagner ha addirittura definito la nursery ospedaliera una 'culla di germi', avvertendo i medici sul rischio infettivo per madri e bambini negli ospedali, causato dalle procedure impersonali e dall'eccessivo uso di tecnologie e medicinali[14].

A chi ha già avuto uno o più bambini, il parto in casa offre un'opportunità in più: chi sceglie questa opzione sa già cosa aspettarsi durante il travaglio e può quindi scegliere di condividerlo con la famiglia e, tra l'altro, di evitare agli altri figli il disagio di un'assenza prolungata della mamma. Partecipare all'evento, assistere con le dovute cautele a quest'esperienza e sentirsi parte della nuova nascita, facilita l'accettazione del nuovo nato da parte dei fratelli.

Per un bambino può essere scoraggiante scoprire non solo che la propria madre è ricoverata lontana da casa, ma anche che un piccolo sconosciuto l'ha improvvisamente tutta per sé. Ovviamente va considerata l'età del bambino e come possa sentirsi rispetto all'essere presente durante il travaglio. Dunque, prima di prendere la decisione è bene parlarne per tempo con il partner e l'ostetrica.

Quando aspettavo Leonardo affrontai l'argomento con Valeria diverse settimane prima del parto. Sara aveva tre anni e mezzo e, nonostante l'avessi subito coinvolta nella nuova gravidanza mostrandole un libro con i disegni delle varie fasi della gestazione e fotografie di bimbi mentre venivano alla luce, non ero sicura che avrebbe reagito bene nel vedermi soffrire. Anche perché mio marito mi aveva ricordato che durante la sua nascita mi ero comportata come quelle squaw che partorivano da sole aggrappate a un albero, emettendo urla di una forza e di una intensità primitive. Temevo che la piccola Sara si sarebbe spaventata.

Ne parlammo diverse volte e alla fine decisi che forse era troppo piccola e che per lei sarebbe stato meglio non essere presente. Fu così che appena mi resi conto che il momento era arrivato (era l'8 dicembre, giorno dell'Immacolata, Sara non era andata a scuola), chiamai mia madre e le chiesi se poteva stare qualche ora con lei. Le feci fare una bella colazione, giocammo un po' insieme e poi la salutai, dandole un mare di baci. Mio marito l'accompagnò dai miei genitori alle 11.

Un'ora e mezzo dopo, le contrazioni erano forti e regolari, chiamai Valeria, che fortunatamente aveva appena finito il suo turno all'ospedale, e arrivò a mezzogiorno. Qualche attimo dopo cominciò il travaglio vero e proprio. Mi immersi nella tinozza piena d'acqua che qualche giorno prima avevamo posizionato in camera da letto. Per una meravigliosa coincidenza ci era capitata la stessa in cui avevo fatto il travaglio per Sara, così sulla parete esterna ritrovammo il suo nome e la sua data di nascita: li avevamo scritti tre anni e mezzo prima con un pennarello nero, accanto ai nomi di tutti i bambini nati in quella stessa vasca.

Dopo un rapido bagnetto per togliere la vernice casearia, gli misi un body e una tutina di spugna: era nato quasi 20 giorni prima del previsto e quindi gli stava enorme. Era tenerissimo, piccolissimo. Ma era perfetto. Mentre dormiva tranquillo nel lettone, Valeria mi diede alcuni punti di sutura: la velocità con cui era nato mi aveva procurato qualche lacerazione. Chiacchierammo amabilmente durante questa operazione, nel frattempo Benedetto andò a riprendere Sara dai nonni. Quando la piccola arrivò a casa trovò la sua mamma sorridente e il nuovo fratellino addormentato. Si avvicinò curiosa, lo accarezzò e chiese: «Posso tenerlo in braccio?». Le dissi di sedersi sul letto e glielo misi in grembo, accarezzandola. Mi commossi vedendo come lo guardava e come lui fosse a suo agio tra le sue braccia. Ci tenemmo stretti tutti e quattro felici nel lettone.

Le condizioni necessarie per il parto in casa

Non tutte le donne possono partorire in casa, anche se lo desiderano. Uno dei primi compiti dell'ostetrica è 'selezionare' le candidate sulla base del protocollo messo a punto dal Coordinamento

Nazionale delle Ostetriche. Esistono, infatti, alcune condizioni necessarie: tra queste, l'assenza di patologie e il fatto che la gravidanza abbia avuto un decorso normale. Non bisogna essere sottopeso o sovrappeso. La presentazione podalica del bimbo può creare qualche problema ma non è sufficiente a rinunciare al parto in casa, a patto che l'assistenza sia fornita da persone molto competenti.

Il parto in casa è generalmente riservato a donne che, appunto, hanno avuto gravidanze normali, a basso rischio e a termine. Anche chi ha avuto in precedenza uno o più parti cesarei può avere un parto in casa, così come chi ha più di 35 anni, con un minor rischio di subire un parto cesareo.

Non sono invece candidate le donne con gravidanze ad alto rischio, che soffrono di malattie croniche e che superano la quarantaduesima settimana di gestazione.

Come scegliere la propria ostetrica

Al momento di scegliere l'ostetrica che vi seguirà durante la gravidanza e il parto, la cosa più importante è chiarire cosa vi aspettate da lei, condividendo la vostra visione del parto e parlando delle vostre eventuali paure, delle vostre conoscenze sul parto e di quanto ancora volete imparare. È fondamentale che si crei un clima di fiducia e collaborazione.

L'ostetrica vi farà una sorta di intervista molto approfondita per determinare se si possono verificare situazioni ad alto rischio. Una donna ad alto rischio si trova in particolari condizioni mediche o ha bisogni particolari: può avere il diabete o disordini a livello di circolazione del sangue, o aspettare dei gemelli o un bimbo podalico. Dopo aver stabilito il livello di rischio, l'ostetrica e la famiglia, che viene sempre coinvolta, decidono se il parto in casa è praticabile o no. Le ostetriche hanno diversi livelli di esperienza e alcune si sentono in grado di gestire situazioni a più alto rischio di altre.

Uno dei vantaggi del parto in casa è il non essere 'abbandonate' a se stesse subito dopo la nascita del vostro bambino. Chi partorisce in ospedale torna a casa senza sapere come gestire il piccolo: non ha dimestichezza con i pannolini, non sa come medicare il cordone ombelicale, non conosce le varie tecniche di allattamento, non ha mai fatto un bagnetto a un neonato. Il parto in casa, invece, garantisce la presenza dell'ostetrica per almeno dieci giorni consecutivi al parto: sarà disponibile e vi raggiungerà ogni volta che ne avrete bisogno, visiterà voi e il neonato quotidianamente e vi darà suggerimenti e indicazioni per vivere la fase del puerperio nel miglior modo possibile.

---

1. ANSA, 12 maggio 2003.
2. A.S., Buitendijk, S.E. Offerhaus, P.M. Dommelen, K.M. Pal-de Bruin, *Maternal factors and the probability of a planned home birth*, 'British Journal of Obstetrics and Gynaecology', 2005, pp. 748-53.
3. M. Tew, 'British Journal of Obstetrics and Gynaecology', 1986, pp. 659-74. Marjorie Tew, ricercatrice statistica autrice di numerose pubblicazioni tra cui *Safer Childbirth*, *A Critical History of Maternity Care*, 1998, è stata la prima in Inghilterra a sfidare il presupposto corrente secondo cui l'aumento delle nascite in ospedale era direttamente responsabile della diminuzione della percentuale di morte neonatale.
4. Royal College of Obstetricians and Gynaecologists, *Setting standards to improve women's health*, aprile 2007.
5. Ministero della Salute, direzione generale sistema informativo, Cedap anno 2004. Nel 2003 la percentuale era inferiore (0,12%), mentre nel 2002 era superiore (0,37%).
6. S. Kitzinger, *Il manuale del parto in casa*, Red edizioni, Milano, 1993, p. 17.
7. Organizzazione Mondiale della Sanità, *Having a Baby in Europe*, Copenhagen, 1985. A questa pubblicazione seguì nello stesso anno un documento che conteneva alcune raccomandazioni per il parto e la nascita dal titolo *Perinatal Health Services in Europe: Searching for Better Childbirth*.
8. 'British Medical Journal Editorial', n. 7068 del 23 novembre 1996, p. 10. L'articolo era basato su uno studio effettuato a Zurigo tra il 1989 e il 1992 su 489 donne che avevano scelto il parto in casa e 385 che invece avevano scelto l'ospedale (*Home versus hospital deliveries: follow up study of matched pairs for procedures and outcome*).
9. O. Olsen, Department of Social medicine, University of Copenhagen, *Metaanalysis of the safety of home birth*, 'Birth', 24, 1997 , pp. 4-13.

10. V. Junor, M. Monaco, *Home Birth Handbook*, Souvenir Press, Londra, 1984.
11. L. Mehl, *Home Birth Versus Hospital Birth: Comparisons of Outcomes of Matched Populations*, studio presentato il 20 ottobre 1976 al CIV meeting dell'American Public Health Association.
12. I.M. Gaskin, *op. cit.*, pp. 252 e 254.
13. D. Stewart (a cura di), *The Five Standards of Safe Childbearing*, NAPSAC Publication, Marble Hill, 1981.
14. Mardsen Wagner in un articolo pubblicato dalla rivista 'Mothering' 1989.

La normativa in Italia e le raccomandazioni internazionali

Sul tema del parto mancano in Italia non solo statistiche e dati completi, ma anche gli strumenti legislativi. Come già accennato, nell'aprile 2007 la commissione Affari sociali della Camera ha definito un testo unificato che, rimasto per mesi fermo in commissione in attesa di un parere tecnico-scientifico da parte del governo Prodi, si è arenato a causa dello scioglimento delle Camere.

Si tratta di una proposta di legge sulla tutela del parto che punta a offrire alla donna e al bambino la migliore assistenza, a garantire l'epidurale gratis a tutte le donne e sancisce il diritto di scegliere tra il parto in ospedale, a domicilio e in specifiche strutture territoriali, parificando i rimborsi tra parto cesareo e parto naturale.

La supplenza degli enti locali

Nel frattempo, per colmare il vuoto legislativo su questa materia, alcune Regioni e Comuni si sono dotati di strumenti propri. Sulla base di una delibera dell'azienda ospedaliera, Torino è stata la prima città a istituire nel 1997 un servizio pubblico di assistenza al parto a domicilio, gestito in autonomia dalle ostetriche dipendenti ospedaliere.

Dal 1° luglio 1997 al 31 dicembre 2004 sono state seguite 294 gravidanze, di cui 196 risultate idonee al parto in casa. La selezione è molto accurata (sulla base del rigido protocollo Kloosterman, il piano di assistenza ostetrica olandese) e prevede la presa in carico dei soli casi esenti da patologie.

Nel 1998 in Emilia Romagna è stata approvata la legge regionale sul parto, che riconosce alla donna il diritto di scegliere di partorire gratuitamente nella propria abitazione, nelle case di maternità o in ospedale. Nel 2004 le tre strutture sanitarie di Modena, Bologna e Reggio Emilia, attrezzate per il servizio, hanno assistito 76 parti a domicilio. A Reggio Emilia in particolare, il servizio è stato attivato nel 1999 con una media di cinque-sei parti l'anno.

Dagli interventi realizzati finora, emerge tuttavia un forte divario tra il numero delle donne accolte nei progetti istituzionali e nei percorsi privati. Questi ultimi funzionano senza dubbio meglio, visto che la percentuale di donne prese in carico è pari all'80%, mentre nel primo caso si ferma al 47%. A Bologna, per esempio, le ostetriche dell'associazione Il Nido su 194 richieste ricevute tra il 2000 e il 2004, ne hanno accolte 188 e 164 donne hanno partorito a domicilio.

Una possibile causa potrebbe essere ricercata nei tempi dedicati all'accoglienza della donna e nella creazione di una relazione di fiducia e di empatia con l'ostetrica[1].

Le raccomandazioni dell'OMS

Il congresso dell'OMS sulla 'Tecnologia appropriata per la nascita' (9 maggio 1985) ha prodotto quindici raccomandazioni basate sul principio che ogni donna ha il diritto fondamentale a ricevere un'assistenza prenatale appropriata e deve svolgere un ruolo centrale in tutti gli aspetti di quest'assistenza, compresa la partecipazione nel pianificarla, gestirla e valutarla. Il documento sottolinea che i fattori sociali e psicologici sono decisivi per capire e attuare un'assistenza prenatale appropriata e che la nascita è un processo naturale e normale.

LE 15 RACCOMANDAZIONI DELL'OMS

1. Per il benessere psicologico della neomadre deve esserle assicurata la presenza di una persona di sua scelta, familiare o non, e la posssibilità di ricevere visite nel periodo postnatale.
2. A tutte le donne che partoriscono in una struttura deve venir garantito il rispetto dei loro valori e della loro cultura.
3. L'induzione al travaglio deve essere riservata solo per specifiche indicazioni mediche e in nessuna regione geografica si dovrebbe avere un tasso superiore al 10%.
4. Non c'è nessuna giustificazione in nessuna regione geografica per avere più del 10% o 15% di parti cesarei.
5. Non c'è nessuna prova che dopo un taglio cesareo sia richiesto un ulteriore cesareo per la gravidanza successiva: parti vaginali, dopo un cesareo, dovrebbero venir incoraggiati.
6. Non c'è nessuna indicazione che prima del parto siano necessari la rasatura del pube e il clistere.
7. La rottura artificiale delle membrane fatta di routine non ha nessuna giustificazione scientifica e, se richiesta, si raccomanda solo in uno stato avanzato del travaglio.
8. Durante il travaglio si dovrebbe evitare la somministrazione routinaria di farmaci, se non per casi specifici.
9. Il monitoraggio elettronico fetale deve essere eseguito solo in situazioni mediche particolarmente selezionate e nel travaglio indotto.
10. Si raccomanda di non mettere la donna nella posizione supina durante il travaglio e il parto: si deve incoraggiare la donna a camminare durante il travaglio e a scegliere liberamente la posizione per lei più adatta al parto.
11. L'uso sistematico dell'episiotomia non è giustificato.
12. Il neonato in salute deve restare con la madre ogni volta che le condizioni dei due lo permettano: nessun processo di osservazione della salute del neonato giustifica la separazione dalla madre.
13. Si deve promuovere immediatamente l'inizio dell'allattamento persino prima che sia lasciata la sala parto.
14. L'allattamento costituisce l'alimentazione normale e ideale del neonato e dà allo sviluppo del bambino basi biologiche ed effetti impareggiabili.
15. In gravidanza si raccomanda un'educazione sistematica sull'allattamento al seno, poiché attraverso un'educazione e un sostegno adeguato tutte le donne sono in grado di allattare il proprio bambino al seno. Si devono incoraggiare le madri a tenere il bambino vicino e a offrirgli il seno ogni volta che il bimbo lo richiede. Si raccomanda di prolungare il più possibile l'allattamento al seno e di evitare il complemento di aggiunte. Una madre in buona salute non ha bisogno di alcun complemento fino a 4-6 mesi di vita del bambino.

LA CARTA DEI DIRITTI DELLA PARTORIENTE

La *Carta dei diritti della partoriente* è una risoluzione votata a Strasburgo dal Parlamento Europeo nel luglio 1988. E già allora evocava l'importanza dell'informazione da fornire ai genitori, della libera scelta e delle modalità della nascita. Questa risoluzione, che l'Italia non ha mai ratificato, si chiudeva dando l'incarico al presidente della Commissione Europea di trasmetterla ai governi degli Stati membri, all'UNICEF e all'OMS per diffonderla attraverso le associazioni e gli organismi del settore. Se in questo lasso di tempo fosse stata applicata solo la metà delle raccomandazioni espresse, si sarebbe già fatto un enorme passo avanti nell'affermazione di una diversa cultura del parto.

Alcuni punti importanti del documento

«Il Parlamento Europeo:
A. consapevole degli sforzi della Commissione della Comunità Europea per contribuire al migliore sviluppo possibile della vita delle donne,
B. considerando che il metodo della nascita e la preparazione a questo evento sono, in tutti gli Stati membri, oggetto di dibattiti,
C. considerando che la maternità deve essere frutto di una libera scelta,
D. considerando che la diminuzione della mortalità perinatale che tocca tutti i bambini e le partorienti in Europa si spiega in gran parte, e tra le altre ragioni, per l'assistenza pre e post natale, dal tipo di trattamento applicato al momento del parto e dalle cure fornite ai neonati, grazie ai progressi della medicina, alla specializzazione crescente dei medici e alla formazione appropriata degli operatori della nascita,
E. considerando che i fattori psicologici giocano un ruolo importante al momento del parto, nella misura in cui creano un clima di tensione particolare a seconda della situazione professionale, sociale ed economica della donne e della sua famiglia,
F. considerando che i fattori culturali sono il riflesso del modo in cui la società accoglie il neonato come uno dei suoi nuovi membri,
G. esigendo che durante la gravidanza e il parto sia dato alla donna il trattamento appropriato, in funzione dei suoi bisogni e delle sue caratteristiche personali,
H. considerando che, anche se la società ha fatto considerevoli sforzi per smitizzare l'ansia al momento del parto, sembra persistere un certo stato psicologico di paura ancestrale, che si spiega con la persistenza parallela di rischi durante la gravidanza e il parto,
I. considerando che è nell'interesse della donna e della società in generale risolvere i problemi relativi alla gravidanza e al parto e fornire alla donna un'informazione completa e appropriata che le permetta di prendere le sue proprie decisioni in tutte le situazioni con le quali si confronta,
J. considerando che nessun intervento chirurgico (cesareo) debba essere praticato nei parti in ambito ospedaliero, salvo in casi di assoluta necessità.

1. Ritiene che il parto non possa che svolgersi in un clima di serenità e che la donna benefici di una assistenza appropriata da parte di personale specializzato, sia che scelga di partorire in ospedale sia a domicilio, che i futuri padri e madri dispongano di una informazione appropriata e che ognuno possa accedere gratuitamente a un'assistenza prenatale, sul piano preventivo, medico, psicologico e sociale;
2. auspica che un' informazione appropriata e completa sia largamente diffusa nei centri di consultazione medica e nei centri ospedalieri sull'assistenza sociale di cui possano beneficiare le future madri;
3. ritiene indispensabile che gli Stati membri procedano a una profonda revisione dell'insieme della legislazione relativa alla donna durante la gravidanza e la nascita, oltre che tutto ciò che riguarda i servizi sociali, le apparecchiature dei centri medici e le cure dispensate ai neonati;
4. deplora il tasso sempre crescente di cesarei praticati nella Comunità Europea;
5. deplora che il tasso di allattamento al seno sia così poco praticato in alcuni Stati membri;
6. sottolinea la necessità di creare dei centri di salute per le donne affinché queste ultime possano avere accesso alle consultazioni e a una buona medicina preventiva;
7. chiede inoltre alla Commissione di elaborare una proposta relativa a una Carta dei diritti della partoriente, applicabile in tutti i paesi della CEE, che permetta alle donne incinte di ottenere una scheda medica e di poter anche scegliere il paese, il luogo geografico e il centro dove vuole essere trattata;
8. chiede agli Stati membri di adottare appropriate misure che favoriscano la nomina di donne medico e la formazione di ostetriche che si occupino delle donne in gravidanza fino al momento del parto; favorire e finanziare la ricerca sulle cause di sterilità della donna e dell'uomo; organizzare campagne di informazione per attirare l'attenzione del pubblico sul pericolo dell'utilizzo di medicinali durante la gravidanza;
9. chiede alla Commissione di realizzare uno studio approfondito sulle cause di mortalità infantile e materna nella Comunità Europea.»

Il ritardo della politica e della classe medica in Italia

Il fatto che il Parlamento italiano non si sia mai posto il problema di ratificare, e dunque applicare, la *Carta dei diritti della partoriente* è emblematica della considerazione che un momento fondamentale come la nascita gode nel nostro Paese. Da anni si discute di sostegni alla natalità e di politiche a favore della famiglia, si elargiscono contributi per bebè (sempre *una tantum*), s'inventano nuove forme di assistenza delle neomamme, ma non è mai stato dato seguito a questi semplici principi. Purtroppo in Italia le cose semplici sono sempre le più difficili da ottenere, si preferiscono i bizantinismi e le discussioni ideologiche.

Forse è giunto il momento che la politica faccia il suo compito anche in questa materia. Non si possono tuttavia negare le responsabilità della cultura medica tradizionale, che vive un momento di crisi e di profondo ripensamento testimoniato dal sempre più diffuso ricorso a metodi di cura alternativi. In questo scenario, però, la ginecologia e l'ostetricia sembrano rimanere ancora fortemente legate a un approccio obsoleto e inadeguato, che continua a non tener conto dell'evidenza scientifica e dell'inscindibile legame tra corpo e mente. In altre parole, ora che in molti settori della medicina ai farmaci allopatici si affiancano rimedi alternativi e naturali come omeopatia, fitoterapia, osteopatia o agopuntura e si studia sempre di più il rapporto tra benessere psichico e salute fisica, gli unici a ricorrere ancora con estrema, troppa, facilità alla chimica (anestesia epidurale, ossitocina per indurre il parto) e alla chirurgia (taglio cesareo, episiotomia) sono purtroppo i medici che si occupano della nascita.

Ecco il punto di vista di un'ostetrica, Gabriella Pacini, che da dieci anni assiste parti in ospedale, in clinica e a domicilio; un punto di vista che interpreta anche l'opinione di molte colleghe: «Le evidenze scientifiche dovrebbero essere un punto di riferimento, perché possono contribuire a migliorare l'assistenza alla donna e al bambino, stimolando il cambiamento di procedure standardizzate da anni. Invece sono guardate con paura e sospetto. Ci sentiamo protetti da obsoleti protocolli, che però rappresentano l'unica costante in un evento che ogni volta è diverso e unico. È molto rassicurante nascondersi dietro al 'si è sempre fatto così' e 'se si fa così, ci sarà un perché': questo ci solleva dalla responsabilità personale di operare un cambiamento e di metterci in discussione. Nelle strutture pubbliche in particolare, l'obiettivo degli operatori dovrebbe essere quello di rafforzare nella donna la fiducia in se stessa e nel suo corpo, riuscire a creare un clima favorevole ed entrare veramente in empatia con lei. Abbiamo l'occasione di confrontare le nostre emozioni più profonde e uscirne arricchiti. Ma questo può anche spaventare chi non riesce ad accogliere questo grande potere femminile».

---

15. Atti di un convegno promosso dall'Associazione Differenza Maternità, Modena, 5 maggio 2000.

Storie di parti

Il parto, non mi stancherò mai di ripeterlo, dovrebbe essere considerato un evento naturale nella vita di ogni donna, un'opportunità per crescere, guardarsi dentro, scoprire un mondo nuovo e sconosciuto. Ognuna ha il diritto di affrontarlo come desidera, non importa se in casa, in clinica o in ospedale.

Non si tratta d'imporre un'ideologia né di convincere tutte le donne a partorire naturalmente o tra le mura domestiche. L'importante è arrivare a quel momento cruciale avendo scelto consapevolmente e avendo piena coscienza di ciò che stiamo vivendo, senza delegare ad altri la gestione del nostro corpo. La gravidanza e la nascita sono esperienze complesse e irripetibili, ma credo che per una donna che voglia viverle con pienezza possa essere d'aiuto e di conforto conoscere le esperienze di altre 'colleghe'. In particolare per quanto riguarda il parto in casa, purtroppo ancora un'eccezione. Ecco quindi alcune storie vissute da altre mamme.

Chiara: «Il parto? Un viaggio all'interno di me stessa»

Ho conosciuto Chiara poche settimane dopo la nascita del suo primogenito, Alessandro Leon, nato in acqua nel suo appartamento con vista mozzafiato sul Colosseo. La notizia della sua nascita fu riportata da settimanali e rotocalchi, visto che si trattava di una mamma vip: Chiara Giordano è moglie di Raoul Bova e figlia di Anna Maria Bernardini De Pace, una dei più noti avvocati matrimonialisti. A metterci in contatto fu Valeria, che aveva già assistito al parto della mia primogenita. Quando andai a trovarla mi trovai di fronte una donna solare, piena di energia ed entusiasta per l'esperienza appena vissuta.

«Quando avevo 16 anni dicevo sempre: 'Quando farò un bambino sarà un maschio'. Mia madre rispondeva che da generazioni nella famiglia Bernardini il primogenito è sempre stato femmina. Io replicavo: 'Il mio invece sarà un maschio'. E così è stato.»

Chiara ha sempre avuto le idee chiare e un buon rapporto con il suo corpo. «La diagnosi di gravidanza me la sono fatta da sola. Ero alla terza settimana di gravidanza e non avevo ancora avuto ritardi nel ciclo. Una notte feci un sogno: andavo in un bar a fare un'ecografia e vedevo nella pancia un fiore, un bellissimo narciso bianco. Il giorno dopo ho fatto il test.

Ho sempre avuto il terrore del parto e quando ho scoperto di essere incinta ho pensato di fare l'epidurale. Se si ha paura, il parto è molto più doloroso. Io consiglio il parto in acqua: il dolore c'è, ma sei più rilassata. Partorire fa un male cane, ma poi, quando hai il tuo bambino tra le braccia, non te lo ricordi più. E poi io volevo provare il dolore del parto, sono una persona molto naturale ed essendo veterinaria mi dicevo: 'Se lo fanno gli animali, perché non posso farlo anch'io?' Avendo studiato medicina e avendo fatto una tesina sulla fisiologia del dolore, conosco i suoi meccanismi e so che negarlo sarebbe stato stupido.»

Quello di Chiara è stato un travaglio molto rapido: «Mi sono lasciata prendere e travolgere dal dolore in maniera animalesca, come avevo imparato al corso di preparazione. Nell'acqua urlavo moltissimo perché avevo capito che più urlavo, più mi aprivo». Ad aiutarla è stato anche l'ambiente familiare che la circondava: «Quando partorisci in casa puoi stare nel tuo letto, andare nel tuo bagno, hai tutto ciò che ti serve». C'erano le persone giuste, come Valeria e il ginecologo, cugino di Chiara, che da anni collabora con Valeria nei parti in casa e in clinica: «Mio cugino mi diceva: 'Fa così male perché sta cercando la sua strada'. Questo mi ha aiutato a visualizzarlo. Lo vedevo a testa in giù che scendeva. Era come se gli dicessi 'Vai, trova la tua strada'. Avevo stabilito un filo diretto con lui. Il parto è stato come vivere un viaggio all'interno di me stessa, come scendere nel baratro del dolore: ti annulli come persona, vivi una confusione mentale e spirituale, ma poi, quando ci riesci, ti senti veramente potente. Ti rendi conto di aver fatto una esperienza magnifica. Non pensavo che questo evento mi avrebbe travolta in quel modo. Mi sono sentita come un guanto rovesciato. Sei sempre tu, ma sei un'altra».

Alessandra: «Mi dicevano: 'Fai il cesareo, è solo un taglietto...'»

Quando è nata Daria, Alessandra aveva 43 anni e aveva da poco subito un'operazione per un grosso fibroma all'utero, due fattori in base ai quali all'ospedale l'avrebbero sottoposta sicuramente al cesareo.

Ma lei ha tenuto duro, lottando contro la struttura, gli amici e i parenti che le dicevano: «Ma che ti costa fare il cesareo, è solo un taglietto...» Ed è riuscita a far nascere la sua bambina in modo naturale, assistita da una brava ostetrica e dal compagno, Fabrizio.

«Avevo vissuto tutta la gravidanza in modo più che soddisfacente, e già un mese prima del parto avevo una dilatazione avanzata. Ma fin dall'inizio mi dicevano che sarei stata una pazza a non fare il cesareo: sinceramente non capivo che bisogno c'era di mettermi subito di fronte a quella prospettiva; in fondo, se me l'avessero detto all'ottavo mese, non sarebbe cambiato nulla. Parlai con alcune ostetriche del centro nascita Il Canestro, che mi rassicurarono sulla mia scelta. La possibilità di un parto naturale non la sentivo come un azzardo. Optai per il Cristo Re, dove avevo saputo che era possibile fare un parto vaginale dopo un cesareo. L'ostetrica della struttura infatti era d'accordo, al contrario del ginecologo e del primario, il quale, vedendo che ero convinta nella mia posizione, mi disse: 'Va bene, se proprio ci tiene a rischiare per lei e il bambino...' Così due giorni prima del parto firmai il consenso informato, nel quale mi assumevo la responsabilità in caso di problemi o di morte della bambina. Ero a pezzi. La notte successiva mi si ruppero le acque e mi recai all'ospedale: accanto a me rimasero solo l'ostetrica e Fabrizio. Ho sofferto molto, soprattutto nella fase espulsiva, ma dopo tre ore di travaglio è nata Daria, senza episiotomia e senza lacerazioni. Quando passò il primario, annuì come per dire che stavolta era andata bene.»

Quella di Alessandra è stata una scelta coraggiosa che le ha permesso di partorire senza il bisturi, ma che le è costata molto nella fase del puerperio.

«Alla grandissima tensione dovuta a un'esperienza vissuta con una responsabilità così enorme, si è aggiunta quella della gestione della piccola. Non avevo ancora avuto il tempo di assorbire lo 'scampato pericolo' e questo mi ha tolto molte energie. Mi sono sentita molto sola, abbandonata, nessuno mi ha aiutata e avvertita che quello era solo l'inizio. I corsi di preparazione dovrebbero insistere di più sul 'dopo'. Ma se tornassi indietro lo rifarei. Non ho mai perso la fiducia nel fatto che ce l'avrei fatta. L'ostetrica e Fabrizio sono stati fondamentali. Ma anche Daria. Per tutta la gravidanza ho avuto con lei un colloquio molto profondo. Una delle cose più forti che ho provato è stata la certezza della presenza di questo esserino che mi guidava.»

Cristina: partorire all'aperto

Partorire all'aperto, immerse nell'acqua tiepida, circondata da cipressi e ulivi secolari. Una follia? Una scelta snob? Tutt'altro. Quella di Cristina, titolare insieme al suo compagno di una società di comunicazione, è stata una scelta consapevole, dettata semplicemente dal bisogno di essere protagonista del proprio parto. Giovanni Sebastiano è nato in una vasca idromassaggio, nel giardino di una casa di campagna a pochi chilometri da Roma. Dopo la prima poppata si è trastullato in acqua per ore assieme ai genitori, che hanno poi cenato e brindato nel lettone, accanto a lui.

«Ero in casa. Alle cinque di mattina mi svegliò la prima contrazione. Verso le nove mi misi al pianoforte per rilassarmi. La cosa funzionò: ero così calma che le contrazioni quasi sparirono. In attesa della visita dell'ostetrica, con il mio compagno andammo a trovare un'amica. Quando l'ostetrica mi visitò ero a due centimetri di dilatazione. Salimmo in macchina, era venerdì e c'era molto traffico. Pensai: 'Ora lo faccio in macchina'.

Appena arrivati mi immersi nella vasca idromassaggio, all'aperto. Le contrazioni erano veramente forti, ma l'acqua era molto accogliente e sentivo il calore del sole sulla pelle. Quando l'ostetrica arrivò le gridai: 'Dammi qualcosa per il dolore!' Sapevo che quel momento mi avrebbe messo a dura prova, ma a posteriori posso dire che parlare di dolore è riduttivo. Non è dolore e basta. Senti qualcosa dentro, energia allo stato puro, un'energia buona, ma anche terremoto, marea, onda, fuoco. Senti la natura che ti sta dentro e con cui non puoi competere. Devi lasciar fare. Sentivo che dovevo far passare quell'esserino attraverso di me, lo sentivo molto deciso, più esperto di me. Ho avuto dei momenti difficili, ma intorno a me c'era un'immagine di serenità: niente sopraccigli aggrottati, sguardi tesi. Capii che stava andando tutto per il verso giusto. Dopo mezz'ora dall'arrivo dell'ostetrica nacque Giovanni Sebastiano. Rimanemmo tutti e tre a lungo nell'acqua, a guardarci e a coccolarci.»

Stella: «Mi dicevo: 'Il mio parto sarà facile e sicuro'»

Stella è un'impiegata, mamma di due bambini, uno nato in ospedale e uno in casa. Dopo la delusione del primo parto si è battuta per vivere la nascita come avrebbe veramente voluto.

«I miei due parti sono stati come il giorno e la notte, posso dire che se avessi un altro figlio rifarei senza alcun dubbio il parto in casa. La mia prima esperienza è stata molto insoddisfacente, mi sono sentita un pezzo di carne. Dopo quattro anni sono rimasta di nuovo incinta, non conoscevo nessuno che facesse il parto in casa, ma informandomi ho scoperto un centro per la nascita a domicilio. Una delle cose migliori che ho fatto è stato lavorare sulla grande paura che avevo e ripetere ogni giorno affermazioni come 'So che il mio parto sarà facile e sicuro'. Mi rendo conto che possa sembrare strano, ma per me è stata la migliore preparazione al parto! L'idea piaceva anche al mio medico, ma sono stata io la vera responsabile di tutto e lui si è limitato a darmi supporto e a essere lì quando ne avevo bisogno. Ma tutti pensavano che fossimo matti, così lo abbiamo detto solo ai miei genitori e a qualche amico. Le cose sono state molto più facili del primo parto, anche se il travaglio è stato più lungo del precedente. E poi ero così felice di stare a casa mia!»

Silvia: come convincere un ginecologo riluttante

L'esperienza di Silvia, maestra d'asilo diventata mamma due anni fa, dimostra quanto l'essere esigenti e fermi nelle proprie convinzioni possa influenzare positivamente anche gli interlocutori più ostinati.

«Decidemmo di far nascere nostro figlio in casa durante il sesto mese di gravidanza, dopo aver conosciuto un centro dove si tenevano corsi sul parto naturale. Parlammo molto con un'ostetrica e con altri genitori che avevano fatto questa esperienza, oltre a leggere molto per informarci. Arrivammo così alla conclusione che fosse l'opzione più sicura per noi e per il bambino. La prima cosa che il mio ci disse quando lo informammo di aver contattato un'ostetrica, fu: 'Ora è con lei che potete parlare del parto in casa!' Il suo approccio mi preoccupò, ma dopo aver preso tempo per valutare l'idea e saperne di più, fece un cambiamento a 360 gradi. Da quando è nato nostro figlio, racconta a tutti la nostra storia, dice che non potrebbe immaginare di far nascere un bambino in un altro luogo che non sia una casa. A quattro giorni dal parto risultò che Marco era podalico. L'ostetrica mi raccomandò di passare ogni giorno un po' di tempo sulle ginocchia, tenendo il petto a terra, per incoraggiarlo a ruotare. Deve aver funzionato, perché a un certo punto scese giù ruotando sulla sua destra. Alle due di pomeriggio cominciò il pre-travaglio. Il mio ginecologo chiamò l'ostetrica e la sua assistente.

La loro presenza mi tranquillizzò, Marina, l'ostetrica, mi aiutò a vocalizzare con toni bassi e aperti, parlandomi durante le contrazioni, facendomi fare la visualizzazione e respiri profondi, mentre il ginecologo mi massaggiava la schiena. Ero stupita di quanto il mio corpo reagisse bene e mi dicesse ciò di cui avevo bisogno. Io tendo a seguire alla lettera quello che dicono i libri, ma dall'esperienza del parto ho imparato ad avere fiducia nel mio corpo. Dopo due ore e mezzo dall'inizio del travaglio si poteva vedere la testa del bambino. Ero molto eccitata, cominciai a spingere e a un certo punto la testa fece capolino: era così incoraggiante sentire quei pochi capelli uscire e rientrare! L'ultima ora e mezzo fu incredibile, specialmente quando vidi la testa uscire del tutto. Un'ora dopo tagliammo il cordone. Passammo il resto della giornata accoccolati nel letto, mangiando spaghetti al ragù e ammirando quel piccolo e perfetto esserino.»

Bibliografia

Aa. Vv., *Atti del convegno internazionale 'Donna, bambino e gravidanza'*, CNR, Roma, 2001.
U. Ackermann-Liebrich e altri, *Home versus hospitals deliveries: a prospective study on matched pairs*, 'British Medical Journal', Londra, 1996.
B.A.L. Beech, *Water Birth Unplugged*, Cromwell Press Ltd., Hale, 1996.
M. Bertherat, T. Bertherat, P. Brung, *I ritmi dell'attesa*, Mondadori, Milano, 1997.
D. Chamberlain, *I bambini ricordano la nascita*, Bonomi, Pavia, 1998.
Coalition for Improvement Services, *Cesarean Section quadruples the risk of maternal death*, Cardiff, 2003.
J. Cohen, *Why Homebirth?*, 'Midwifery Today Magazine', 50, 1999.
B. Cramer, *Professione bebé*, Bollati Boringhieri, Torino, 1992.
G. Dick-Read, *Childbirth Without Fear*, Pinter&Martin Classics, Londra, 2004.
F. Dolto, *Il desiderio femminile*, Mondadori, Milano, 1994.
B. Ehrenreich, D. English, *Witches, Midwives and Nurses. A History of Women Healers*, The Feminist Press at The City University of New York, New York, 1973.
M. Gallian, *Nascita di un figlio*, Editori del Grifo, Montepulciano, 1990 (prima edizione1929).
G. Greer, *La donna intera*, Mondadori, Milano, 2000.
H. Groer, *The Thinking Woman's Guide to a Better Birth*, Perigee Books, New York, 1999.

B. Jordan, *Birth in Four Cultures, A Crosscultural Investigation of Childbirth in Yucatan*, Holland, Sweden, and the United States, Waveland Press Inc., Long Grove, 1993.
J. Juul, *Il bambino è competente*, Feltrinelli, Milano, 2001.
S. Kitzinger, *La gioia della nascita*, Sonzogno, Milano, 1992.
S. Kitzinger, *Gravidanza e parto*, Sonzogno, Milano, 1995.
S. Kitzinger, *Birth Your Way*, Dorling Kindersley, Londra, 2002.
P. Maghella, *Stretching per il parto*, Macro Edizioni, Cesena, 1997.
D. Morris, *Il bambino – Tutti i perché*, Mondadori, Milano, 1993.
A. Mostacci, *Percorsi spezzati e percorsi di nascita*, Armando Editore, Roma, 1999.
National Childbirth Trust, *The Five Standards of Safe Childbearing*, Londra, 1981.
M. Odent, *L'amour scientifié – Les mécanismes de l'amour*, Jouvence Editions, Bernex-Genève, 2001.
P. Pini, T.A. Innocenti, *Il parto – Dalla coppia alla famiglia*, Loggia de' Lanzi, Firenze, 1996.
J.P. Relier, *Amarlo prima che nasca*, Le Lettere, Firenze, 1994.
Royal College of Obstetricians and Gynaecologists, *Setting standards to improve women's health*, Londra, 2007.
D.N. Stern, N. Bruschweiler-Stern, *Nascita di una madre. Come l'esperienza della maternità cambia una donna*, Mondadori, Milano, 1999.
D.N. Stern, *Diario di un bambino*, Mondadori, Milano, 1991.
S. Vegetti Finzi, *Volere un figlio. La nuova maternità fra natura e scienza*, Mondadori, Milano, 1997.
P. Vincent, B. Catcher, *Chronicle of a Modern Midwife*, Scribner, New York, 2002.

www.partoriresenzapaura.it

Indice